# 認知症ケアの達人をめざす

## 予兆に気づきBPSDを予防して効果を見える化しよう

山口晴保＋伊東美緒＋藤生大我

協同医書出版社

装幀　岡　孝治

# まえがき

2021年のNHK大河ドラマは埼玉県北部で生まれた渋沢栄一が主人公です。このドラマでは、群馬県生まれの筆者が子どもの頃に使っていた上州弁に近い言葉が行き交っていて懐かしいです。

「びーぴーえすでーつぅんはなっから予防できるんだってな」
「へーぇ、そうなんかい」
「なんでも予兆をめっけるといいっつうんさー。おめえもちっとんべ勉強したらよかんべぇ」

ご安心ください。本書はちゃんと標準語で、認知症の行動・心理症状（BPSD）の予兆に気づき、BPSDを予防していくために、どのような視点や知識が大切なのかについて解説しています。BPSDへの対応方法についてはたくさんの論文や成書がありますが、BPSDの〝予防〟については、その重要性にもかかわらず、取り組みがごく少数です。ということで、本書は極めて重要な本だと密かに胸を張っている筆者は、少し病識が不足している（自己洞察が甘い）でしょうか？？？

本書の第1章では、ＢＰＳＤについて、日本で通常説明されてきた考え方は国際老年精神医学会（ＩＰＡ）の定義や説明から少し外れているという話から、症状としてのＢＰＳＤのとらえ方（視点が重要）や発症の要因までを解説しました。また、ＢＰＳＤの隠れた要因のひもとき、認知的共感、病識といった関連事項を解説しました。

第2章では、とかく強制が増えてしまいがちな日常業務の中で、「不同意メッセージ」という隠れた不満や欲求の非言語的・身体的・態度的表現を予兆として気づき、介護のやり方を振り返っていく方法でＢＰＳＤを回避（予防）できることを紹介しました。

第3章では、日頃のケアの中でなんとなく見えているものをきちんと数値化して変化を追うという「評価票の重要性」について説明しました。ケアの効果を数値で見ることで、介護者のモチベーションアップにもつながりますし、反省材料にもなります。そこで、ＢＰＳＤの定量的評価票である「認知症の行動・心理症状質問票（ＢＰＳＤ＋Ｑ）」と、予兆・早期症状を検出する「ＢＰＳＤ気づき質問票57項目版（ＢＰＳＤ-ＮＱ57）」を紹介します。さらには、家族介護者が幸せになれる「ポジティブ日記」も紹介します。

本書を理解すれば、ＢＰＳＤに予兆の段階で気づき、ＢＰＳＤを回避する（予防する）ケアを提供できるようになるでしょう。達人・神対応の世界です。そして、認知症の人も笑顔で過ごせるようになるでしょう。この域に達すれば、介護の仕事が楽しくなり、負担感は激減です……筆者の願いが叶うといいな。

このまえがきを読んで「この本、役に立ちそう」と考えている人の気持ちを想像してほくそ笑んでいる私を見た人は、変なじいさんだと思うだろうか……と想像する私がいる。

筆者を代表して　山口晴保

本書は、２０１９年５月に京都で開催された第20回日本認知症ケア学会大会の自主企画「ＢＰＳＤの予兆に気づきＢＰＳＤの発症を予防する」をもとに加筆・再構成したものです。アルツハイマー型認知症以外の認知症についてふれるときはそのタイプを明記していますが、「認知症」とのみ表記している場合は、主にアルツハイマー型認知症を指しています。

# おかげさまで第2刷に

本の売れ行きが減少し続ける出版業界にコロナ禍が追い打ちをかける中、本書は第2刷となりました。認知症ケアに関わる多くの方に支持いただいた結果だと思います。

この機に、必要最小限ですが、内容のアップデートを行いました。これまでにも増して、皆様から支持・共感いただける本です。ご愛用よろしくお願いいたします。

筆者を代表して　山口晴保

# 目次

第3章　BPSDの予防に評価票を役立てる　藤生大我　85



第4章　現場での実践に向けて　山口晴保+伊東美緒+藤生大我　119

# 第1章

# BPSDを正しく理解し予防につなげる

山口 晴保

本章では、認知症の行動・心理症状（behavioral and psychological symptoms of dementia：BPSD）の本来の姿を正しく理解し、BPSDを予防したり適切に対処していく礎となる大切なポイントについて解説していきます。本章を読み終えたときには、次の六つの質問に答えられるようになっているはずです。

Q1　BPSDってなに？
Q2　BPSDは二次的に発症する？
Q3　BPSDの位置づけは？
Q4　BPSDの要因は？
Q5　病識との関係は？
Q6　BPSDの予防とは？

このBPSDという用語は認知症ケアの領域で広く普及していますが、多くの現場で本来の定義とは異なる使われ方をしています。具体例を通して見てきましょう。

（例）「BPSDは中核症状に様々な要因が加わって（二次的に）生じる」という解説

ＢＰＳＤの中には中核症状そのものと言ってよいようなＢＰＳＤがあります。脳病変に起因するＢＰＳＤ、すなわち様々な要因が加わらなくても生じるＢＰＳＤです。アルツハイマー型認知症の繰り返し質問、行動障害型前頭側頭型認知症の脱抑制や易怒性、レビー小体型認知症の幻視、認知症終末期の異食などです。

（例）「これはＢＰＳＤだからどうにもならないね」という発言
ＢＰＳＤは、認知症の症状です。ですから、その原因を分析して対処（治療）が必要です。放っておいてはいけない症状がＢＰＳＤなのです。ＢＰＳＤだから治療放棄というのは真逆の考え方です。

この二つの例だけではありません。わが国では、従来用いてきた「周辺症状」を単に「ＢＰＳＤ」という用語に置き換えただけで使っていることが、こうした誤用が生じる要因の一つです。
ＢＰＳＤは認知症の症状を示す医学用語であり、病的な状態・正常ではない状態を示す医学用語です。ですから、ＢＰＳＤという用語を用いるなら、医学的見地に立って用いるべきだというのが筆者の主張です。

一方、パーソン・センタード・ケアの流れをくむ英国では、ＢＰＳＤについて「チャレンジング行動」という用語が用いられます。こちらは「認知症の人の欲求が言動に表れたもの」という人間学的なとらえ方です。本書の読者にはＢＰＳＤをこのような意味合いで用いたいという人が多くいると思いますが、医学用語のＢＰＳＤを使うなら正しい意味合いで使ってほしいというのが筆者の考えです。パーソン・センタード・ケアの立場なら、チャレンジング行動や「自己表現行動」「適応・順応行動」「サイン」（後述）などと表現すべきであろうと考えています。

長いまえがきとなりましたが、本書では医学用語としてのＢＰＳＤをテーマに話を進めます。

## ＢＰＳＤとは

### （1）ＢＰＳＤの定義

まず初めは、ＢＰＳＤの定義です（**図1-1**）。１９９９年に国際老年精神医学会（International Psychogeriatric Association：ＩＰＡ）が決めました。その声明にはこう書かれています――

## IPAが主催したアップデート合意会議1999年の声明

"The term behavioral disturbances should be replaced by the term behavioral and psy-chological symptoms of dementia (BPSD), defined as: **symptoms of disturbed perception, thought content, mood or behavior** that frequently occur in patients with dementia."

① 行動障害 (behavioral disturbances) という用語はBPSDという用語に置き換わるべきだ。

② BPSDは「**認知症患者にしばしば生じる、知覚認識または思考内容または気分または行動の障害による症状**」と定義される。

＊アルツハイマー型認知症の精神病症状は心理症状に含まれる。

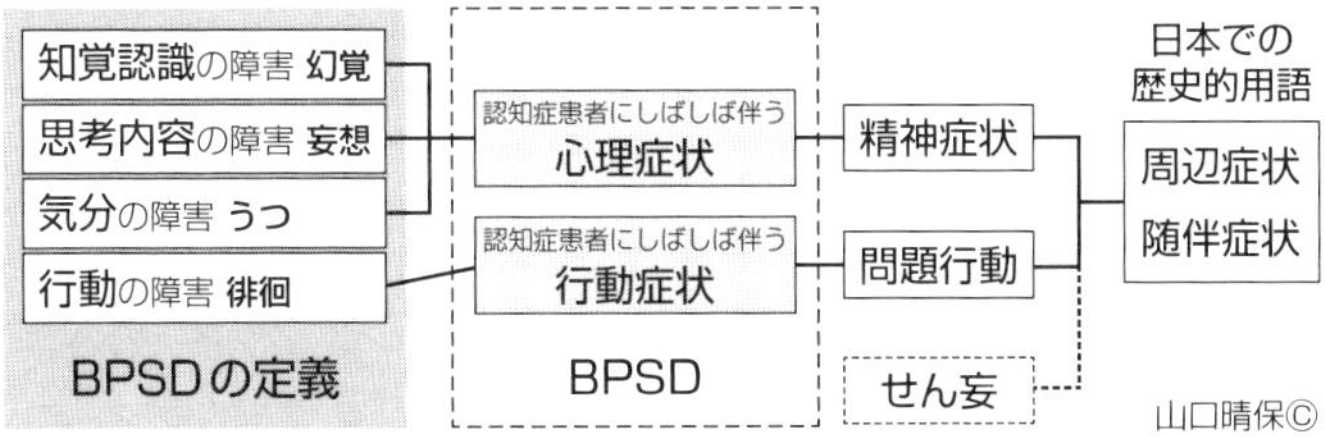


図1-1　BPSDの定義（国際老年精神医学会（IPA）による）

「symptoms of disturbed perception, thought content, mood or behavior that frequently occur in patients with dementia」。直訳すると「認知症患者にしばしば生じる、知覚認識または思考内容または気分または行動の障害による症状」となります。この原文の最後のところを見るとoccur in patients with dementia（認知症患者に生じる）とあります。with dementia（認知症）なのは、person（人）ではなく、patients（患者）です。この定義が医学の世界のものだということを如実に示しています。また、原文の先頭にあるsymptomsも症状という医学用語です。つまり、ＢＰＳＤは、医学会が決めた医学用語であって、「認知症の患者に生じる症状」という定義です。このことをまずしっかりと理解してください。

どのような症状かというと、最初に「知覚認識の障害（disturbed perception）」が挙げられています。つまり、実際にはないものが見えてしまう幻視や、音や声がしないのに聞こえてしまう幻聴などの障害で、代表的なものは幻覚です。次が、「思考内容（thought content）」の障害、つまり、探し物が見つからないと「盗られた」となるなど、妄想を代表とする思考内容の障害です。それから、「気分（mood）」の障害、例えば、うつや不安です。続いて、「行動（behavior）」の障害、例えば、徘徊とか暴力です。こうしたものを全部含めてＢＰＳＤといいます。そして、原文にある〝disturbed〟がキーワードです。この単語には「障害されている」「正常ではない」というニュアンスがあります。それがＢＰＳＤという医学用語の本質的な意味です。日本で使われてきた用語に照らすと、「周辺症状」とか「随伴症状」というものに近いということになります（同一ではありません。異なる点については後述します）。

それから、ＢＰＳＤとせん妄はきちんと区別しましょうとなっています。日本では、周辺症状にせん妄が入っている場合も多いですが、そこが大きな違いです。せん妄は意識障害の一種、

BPSDは認知障害の一種である認知症の症状ですから。

　このBPSDという用語がIPAによって提唱された背景には、「認知症は治せないから治療の対象にならない」という古い考え方を捨てて、「認知症の症状でもよくなる・治せる症状があるので、それを治療しよう」という考え方の転換があります。BPSDという症状は原因を探って適切に治療（対処）しようというコンセプトがあるわけです。

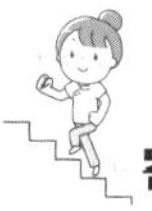

## 寄り道でステップアップ!

### 「周辺症状」とBPSDの違い

　わが国では、BPSDに該当する症状について、歴史的に「周辺症状」「随伴症状」などの用語が用いられてきました。

　認知症の本人の心に寄り添う精神科医の小澤勲は、その著書[*1]の中で、周辺症状を次のように解説しています――『周辺症状とは、特定の病態や状況によって生じる症状であり、痴呆性疾患に常に見られるものではない。それらはせん妄や夕方症候群のような意識障害の一病態から、もの盗られ妄想や嫉妬妄想に代表される妄想や幻覚、あるいは不安、焦燥、不眠、攻撃性から、やや特殊な重複記憶錯誤や鏡像現象あるいは家族否認といった精神症状まで、さらには失禁、弄便、異食、過食、収集癖あるいは盗癖、徘徊……などの行動障害に至るまで、ケアに難渋する多くの精神症状や行動障害が列挙される』。つまり小澤は、周辺症状の主体は精神症状と行動障害だと記述しているわけです。そして、中核症状と周辺症状の関係については、①統計学的に必須な（必発する）中核症状／必須でない周辺症状（筆者注：出現頻度で両者を分ける）、②治療・ケアによって改善困難な中核症状／改善可能な周辺症状、③脳障害の直接的表現である中核症状／修飾された症状である周辺症状、という考え方を列記しています。出現頻度が低く（必発ではなく）、改善可能で、修飾されて二次的に出現するのが典型的な周辺症状という考え方です。

また、先の小澤の引用の傍点部に示したように、せん妄のような意識障害も周辺症状に含まれています（ＢＰＳＤにはせん妄を含まない）。

正常の概念＝大部分の人の言動

異常の概念＝少数の人の言動

異常の概念＝**症状**（病気）

医学モデルであるBPSDは
**普通の高齢者には見られない言動・思考・心理**

介護の現場では使いにくい、本人も嫌かも…

**BPSDは〝認知症の症状の一つ〟にすぎない**

図1-2　BPSDは医学モデル

## （2）BPSDという症状は診断・治療の対象

BPSDは医学用語で、認知症患者に現れる〝症状〟です。症状というのは「異常だ」「正常ではない」という意味合いをもちます（**図1-2**）。例えば、「腹痛」は症状の一種です。腹痛は通常は出現しないので、腹痛があるのは異常な状態のシグナルです。腹痛が出たら、診断・治療が必要です。軽度で一過性なら、しばらく様子を見るかもしれません。もし続くなら、受診して原因を精査し、原因に応じた治療をします。BPSDも同じです。BPSDは認知症の人に現れた異常な（通常は見られない）状態なわけです。ですから、BPSDの原因はなんだろうかと考えて、適切に対処（治療）することが必須です。「BPSDだから対処できない」という言い方は真逆の考え方です。BPSDだからこそ、対処が必要なのです。

読者の中には「ＢＰＳＤといっては認知症の人がかわいそう」と言う人もいると思います。筆者は、それはＢＰＳＤへの偏見だと思っています。ＢＰＳＤは単に認知症の症状にすぎません。腹が痛ければ腹痛というのと一緒で、それを用いることに躊躇は不要です。筆者は、積極的にＢＰＳＤを見つけて、発症・重度化予防や早期対処が大切だという医学的な考え方に立って、本書を執筆しています。

記述が後回しになりましたが、ＩＰＡがＢＰＳＤという用語を提唱した背景にふれておきましょう。それは、当時蔓延していた「認知症は治らない病気だ」という考え方に対する、「確かに認知障害（中核症状）は治せないが、我々精神科医が治せる症状としてＢＰＳＤがある」というアンチテーゼでした。認知障害そのものは治せなくても、本人・家族・介護職が困る症状は治療できることを強調する意図を込めてＢＰＳＤが提唱されたわけです。この本来の意図に沿って、ＢＰＳＤという医学用語が正しく用いられることが必要だと考えます（ただし、薬物で治療することが第一選択ではありません。非薬物療法が第一で、適切にケアすることが本筋です）。

## （3）ＢＰＳＤという用語の代案

ＢＰＳＤと口にするときは、その成り立ちをふまえた医学用語として使ってほしいという思いは変わりませんが、ここで、専門家としての視野を広げておくために、医学とは別の視点で見るとBPSDを表す言葉としてほかにどのようなものが考えられるのか、紹介したいと思います。

パーソン・センタード・ケアを提唱したトム・キットウッドの祖国イギリスでは、BPSDのことをチャレンジング行動（challenging behavior）としています。認知症によってコミュニケーションがうまくできなくなった本人が「満たされない欲求（unmet need）を行動、言葉や声、態度、表情として伝えようとしている」ととらえる考え方です。[*2・3] BPSDは介護者側から見れば症状なわけですが、認知症の本人の側に立てば、challengeという語が使われていることからもわかるように、困難なことの多い現状に異議を唱える行動であり、そうした状況を解決しようと挑戦している姿であり、また、何かをしたいという欲求を表現している行動とポジティブにとらえることもできるわけです。また、challengeには「〜の技量を試す」という意味がありますが、実は、認知症の人のとった行動に対して介護者がどのような反応をするかが試されているという意味でも、このchallengingという言葉が使われています。

パーソン・センタード・ケアの流れをくむ人たちの使うチャレンジング行動という用語のほうが、BPSDという医学用語よりも介護の世界に向いているとは思います。ですから、介護専門職がBPSDという医学用語に違和感を覚えるのは当然かもしれません。

筆者と交流がある、「人」と「認知症」に関わり続ける認知症ケアの実践者・宮崎直人氏からのメールには、こんなふうに書かれていました（本人の許可を得て紹介します）――「生活をベースに彼らの生活を丁寧に紐解いていった結果、そこには様々な要因や誘因が複雑に絡み合って、尚且つ、複雑に絡み合った状況や状態に応じるかのように、彼らなりの応じ方をしていることに気がついたのです。つまり、彼らの有する能力に応じていただけの姿があっただけでした。そこで考えたのが生活そのものを見直し、彼らがこれまで通り応じて来た姿を取り戻そう、若しくは、それ以上困らないような心地よい生活環境を整える支援をして来たのです。／その結果、なんと！改善又は解消、若しくはこれまで通りの社会生活を取り戻していき、症状としての改善と同時に「生きる」姿を主体的に獲得していったのです。それが認知症対応型共同生活（グループホーム）でした。ですから、ぼくは『ＢＰＳＤ』を生活モデル的？式？に表現しますと、**適応・順応行動**と伝えています。そのほうが、人間として筋が通っていると感じるのですが、いかがでしょうか？」。

また、熊本で介護事業に携わる看護師の赤星文恵氏は、「ＢＰＳＤと言わずに**自己表現行動**と言いたい。身体で心を精一杯表現しているのです」と教えてくれました。

繰り返しになりますが、「ＢＰＳＤ」は医療職の視点で症状としてとらえた用語です。その一方で、本人の視点やパーソン・センタード・ケアの視点からは、「適応・順応行動（環境に合わせて必死に生きる姿）」や「自己表現行動」だという考え方も成り立つわけです。

筆者は、ポジティブケア（長所を伸ばす・レジリエンスを高めるケア。ほめる、感謝する、日課や役割を提供、居場所づくりなど。一方、BPSDなど欠点に対処するのはニュートラルケア）の視点から「**内面表出サイン**」など「サイン」を用いるのがよいと考えます。BPSDは認知症の人の内面が言語や動作・行動として表出されているものであり、それを介護者は敏感にとらえて、本人の思考や心を探ろう、そして笑顔で生活できるように対処しようという考え方です。「**ウォンツサイン**（wants sign）」や「**アンメットニーズサイン**（unmet needs sign）」もよいかもしれません。耳慣れないカタカナ表記にすることで、これまでのネガティブな価値観にとらわれないポジティブな概念として浸透するかもしれませんので。

## BPSDの発症要因のスキーム

日本では、**図1-3**に示すような図が昔から使われていました。真ん中に認知症状（中核症状）

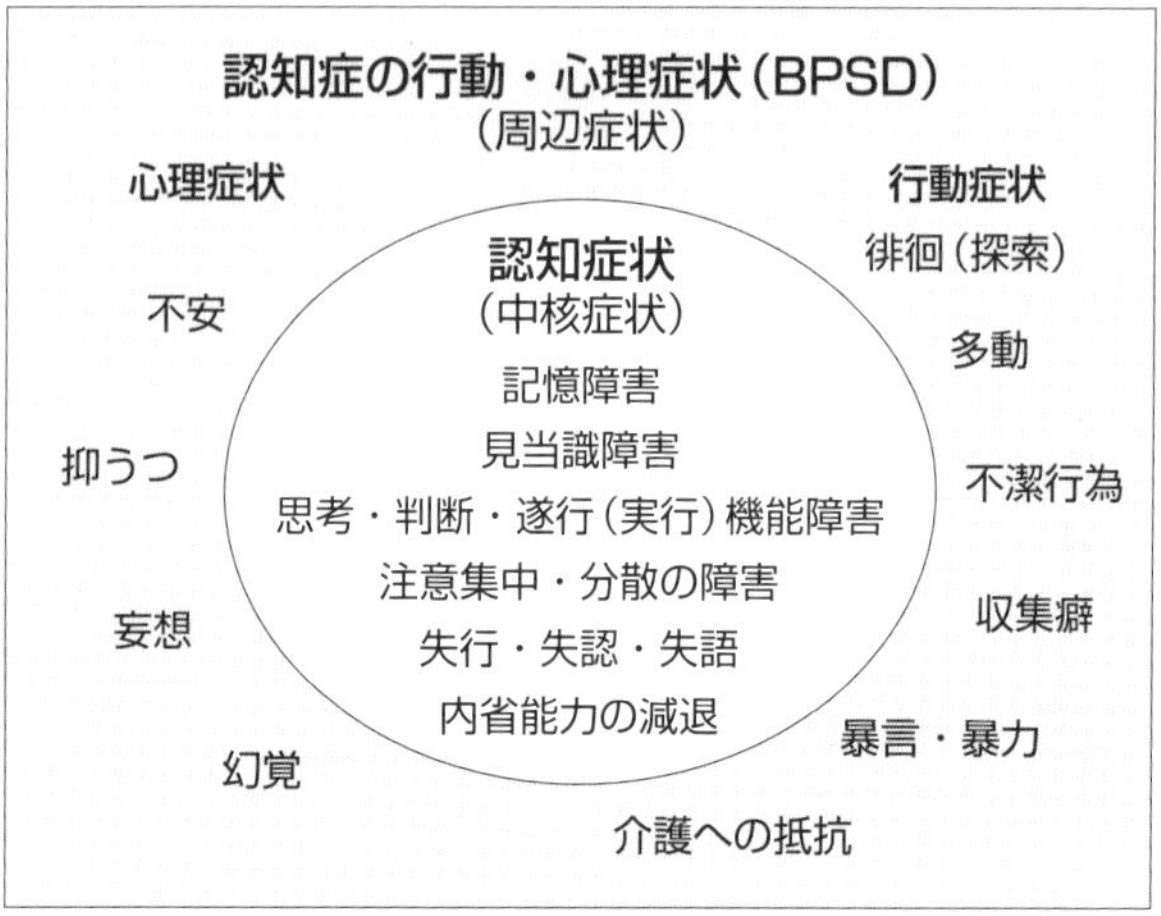
認知症の行動・心理症状（BPSD）
（周辺症状）
心理症状
行動症状
認知症状
（中核症状）
記憶障害
見当識障害
思考・判断・遂行（実行）機能障害
注意集中・分散の障害
失行・失認・失語
内省能力の減退
不安
抑うつ
妄想
幻覚
徘徊（探索）
多動
不潔行為
収集癖
暴言・暴力
介護への抵抗

図1-3　中核症状と周辺症状
かつてはこのような図が一般的だった。

があって、周りにあるのが周辺症状だというものです。分類するという点で見た目にもわかりやすいです。ただ、この図では両者の因果関係にはふれていません。しかし、周辺症状は「周辺＝周りにある症状」だという誤解を与えます。一方、最近しばしば目にするのが**図1-4**です。脳病変によって記憶障害などの中核症状が出てきて、そこにいろいろな要因が加わることによって反応性・二次的にＢＰＳＤが発症するという考え方です。でも、本当にＢＰＳＤは反応性・二次的に発症するものなのでしょうか。

ここで、国際老年精神医学会（ＩＰＡ）がＢＰＳＤの要因をどのように解説しているかを示します（**図1-5**）。ＢＰＳＤには非常に

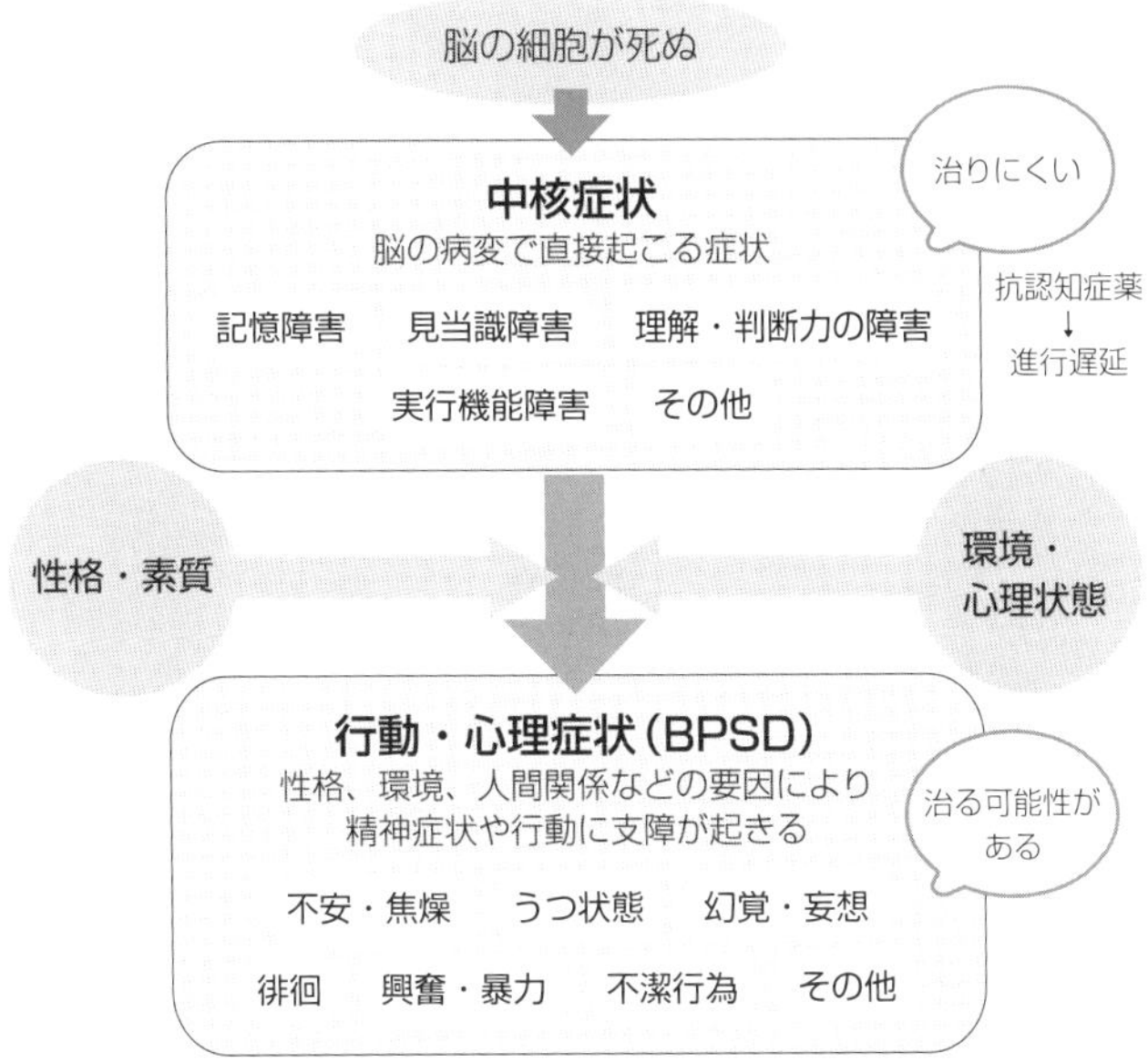


図1-4　BPSDは二次的に発症する？
認知症サポーター養成講座をはじめ、最近は、BPSDは二次的に発症するという説明がよく使われる。

たくさんの要因があるという単純な図式です。遺伝子の異常、神経伝達物質の変化、神経病理学的変化、脳の構造変化、機能の変化、サーカディアンリズムの変化といった様々な要因がありますが、それらは並列関係です。上下(因果）関係は示されていません。

このようにたくさんの病因があってＢＰＳＤが生じるということが、ＩＰＡのガイドブックに載っています。これがＢＰＳＤの要因についての

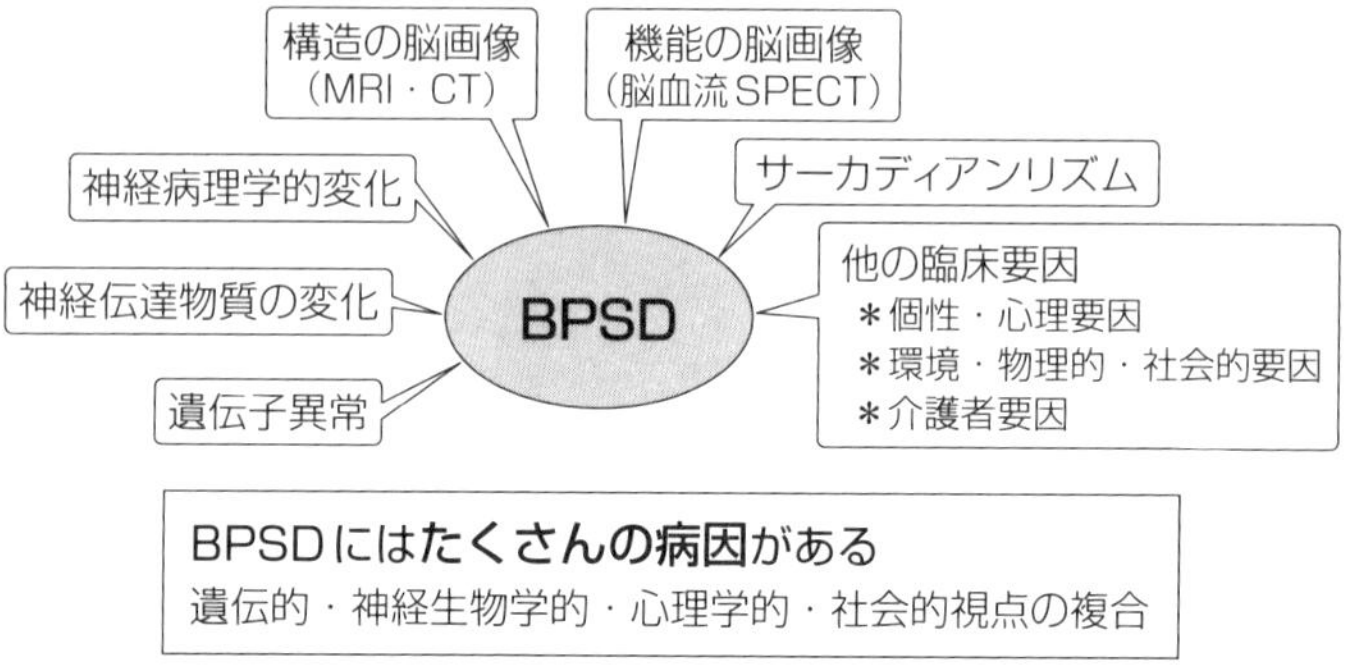


山口晴保©

**図1-5　IPAによるBPSDの病因**
様々な要因が並列関係にある。
（The IPA Complete Guides to BPSDより作成）

本家の考え方です。「中核症状から二次的に生じる」とは、どこにも書いてありません。「様々な要因で起こる」とだけ書いてあります。要因には「遺伝子異常」も載っています。遺伝子の型・変異によっては、怒りっぽい性格になります。遺伝子、脳病変（病理）、脳内物質の化学的変化などを含めた様々な要因を羅列しているだけです。

一方、日本では、こうしたもののうち心理的・社会的要因を重視する傾向があって、ＢＰＳＤはそうした要因が加わって二次的に起こるとしています（**図1-4**を参照）。

いずれにしても、ＢＰＳＤの発症要因には様々なものがあることをきちんと頭に入れておくことが重要です。

## 認知症の人の症状のとらえ方

認知症では、脳の病変（神経ネットワークの損傷）によって認知機能の障害が起こりますが、終末期には運動野にも病変が広がって運動麻痺も起こってきます。嚥下障害で飲み込めなくなって亡くなるのも、進行した認知症の脳病変に起因します。自律神経障害が起こったりもします。BPSDも、脳病変の因子が強いと思っています。そして、これらすべてが生活障害に結びついています（**図1-6**）。このように、アルツハイマー型認知症の症状のベースは脳病変であり、様々な症状が生活に影響すると考えています。

脳病変とBPSDの関連性を示したものとして、池田らの病理研究[*4・5]があります。例えば、アルツハイマー型認知症では、海馬領域の病変が強いことが、記憶障害に関連した妄想（しまい忘れて盗られた）の頻度が高いことを説明するとしています。また、楔前部（頭頂葉内側面）の機能低下により自分がものを置いた場所を想起するのが困難になることが「もの盗られ妄想」と関連すると考察しています。さらに、アルツハイマー型認知症では頭頂葉角回と縁上回の病変が強いですが、この部位は異種感覚連合野として、概念、言語、行為の遂行、空間認知などの高次機能

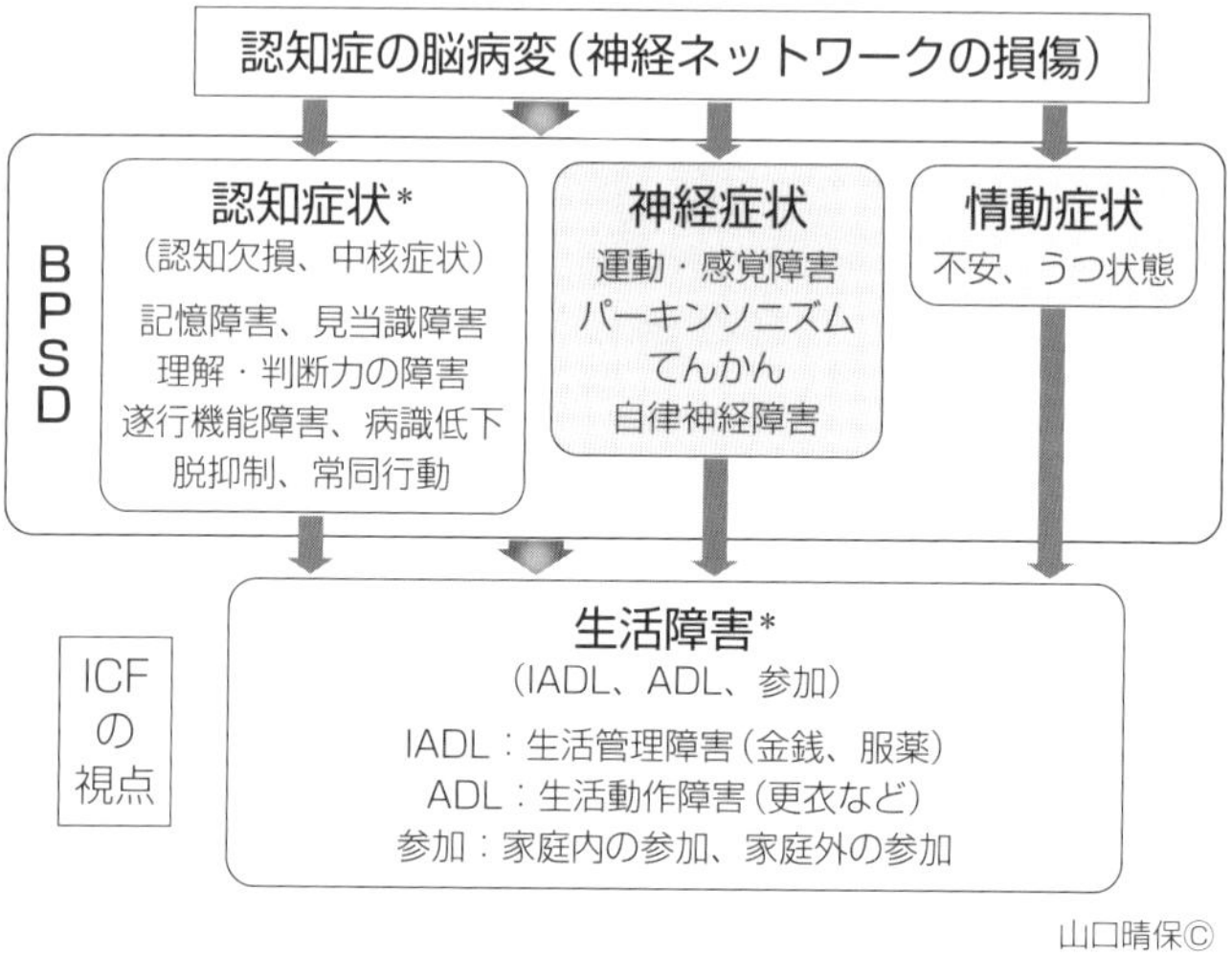


図1-6　BPSDを含めた認知症の症状の全体像
図中の＊は認知症の要件である。

に関わるので、角回病変が「誰かがいる妄想」と関連すると推測しています。このように、病理形態学や脳血流SPECTを用いた機能病態学などから、脳病変部位と特定のBPSDを関連づける研究が進んでいます。BPSDは脳病変そのものが大きな要因であることを認識する必要があります。

### （1）BPSDを理解するための質問

**図1-7**に示した五つの症状について、「重度のアルツハイマー型認知症の人がこのような症状を示したらBPSDでしょうか？」と質問されたとき、読者の皆さんはどう答えるでしょうか。

重度のアルツハイマー型認知症で

①食べ物を放る
②偏食（好きなものだけ食べる）
③異食（なんでも口に入れる）
④拒食
⑤食べこぼし

図1-7　食事に関するこれらの症状はBPSDか？

「①食べ物を放る」というのは、正常な行動でしょうか、異常な行動でしょうか？　答は異常な行動ですね。認知症の人が異常な行動を示したら、BPSDです。理由がどうかとか、「こんな程度でBPSDだとしたらかわいそう」という考えで判断すべきではありません。「認知症の人が異常な行動を示したらBPSDだ」というのは、先ほど示したBPSDの定義に則った判断です。かわいそうというのはBPSDに対する偏見です。BPSDというのは、単に症状を示す医学用語です。もちろん、介護が悪いから気に入らなくて放ったんだという考え方はできます。でも、「放った」という事実があるわけで、それは異常な行動です。異常な行動だからこそ、治療が必要なわけです。つまり、BPSDだと判断をして、どうしてそういう行動が起こったのか原因を考えて、そして、その行動が起こらないようにする対処が必要なのです。その原因が介護側にあったとしても、認知症の人の異常な行動(放っておけない行動)はBPSDです。

「②偏食(好きなものだけ食べる)」は、認知症がなくても見られますし、極端だと困りますが、好き嫌いですから、あまりBPSDという感じはしないですね。

「③異食(なんでも口に入れる)」はどうでしょうか。異食はBPSDとされています。食べ物ではないものを口にするという異常な行動ですからBPSDです。でも、どうして食べ物ではないものを食べてしまうのでしょう? 原因の一つは、食べ物と誤認する失認です。失認は、中核症状(認知機能障害)です。それから、アルツハイマー型認知症がさらに進むと、周りのものを手当たり次第に口に入れるようになります。これは1歳半の子どもと同じ状態で、口唇傾向(oral tendency)といいます。小児では脳が未熟だからですが、認知症では脳病変に起因する症状、つまり中核症状です。まとめると、異食というのは中核症状であると同時にBPSDでもある。大切な点は、脳病変に起因するということで、どのような環境にあるかということではありません。関わり方による因子はほとんどなくて、脳病変によって直接的に異食が生じるので、中核症状であると同時にBPSDです。

「④拒食」は、本来は食べなくてはならないのに食べないということで、異常な状態ですから、BPSDという症状です。背景にはいろいろな要因があると思います。でも、放っておけない異常な状態なので、ＢＰＳＤととらえて、「なぜ食べないんだろう？」と考えて、対処が必要だということです。

「⑤食べこぼし」は運動麻痺があったりしても起こりますよね。認知症とはあまり関係がない。ですから、おそらく、ＢＰＳＤではないという理解のほうがよいかと思っています。

これら五つの症状に関する解説から、ＢＰＳＤについて次のようにまとめることができます。

＊行動や心理状態が異常ならＢＰＳＤである。
＊ＢＰＳＤに対する偏見（かわいそう）を排除しよう。
＊ＢＰＳＤと認知症状（中核症状）に二分しようとすると、齟齬が生じる。
＊ＢＰＳＤであると同時に認知症状（中核症状）である場合がある。
＊ＢＰＳＤは二次的に生じるとは限らない。
＊ＢＰＳＤだからこそ、その背景要因を探って対応することが必要である。

これまで、医療・ケアの現場では、認知症の症状を「これは中核症状、これはＢＰＳＤ」と分けて考えようとしてきたと思います。教科書では中核症状とＢＰＳＤとを分けて解説しているので致し方のないところもありますが、実はこの二つは分けられるものではなくて、こっちから見たらＢＰＳＤで、あっちから見たら中核症状になるというわけです。

例えば、レビー小体型認知症の幻視はどうでしょうか。診断基準では core clinical symptom（中核的臨床症状）とされています。脳病変で幻視が起こっているという意味で中核症状です。ただ、照明を明るくしたら消えたりしますから、環境の影響も受けています。ですので、二次的に生じるＢＰＳＤともいえますが、やはり、中核症状であると同時にＢＰＳＤなんです。そういう症状がいっぱいあります。行動障害型前頭側頭型認知症で怒りっぽいというのはどうでしょうか。脱抑制は、行動を抑制して社会のルールを守る前頭葉眼窩面の病変で生じる症状なので中核症状です。それで、ちょっとしたことで怒ったら、易怒性というＢＰＳＤですね。このように、きれいに分けられるものではありません。そこで、この問題を解決する方法として「分類から視点への転換」を後述します。中核症状とＢＰＳＤは同じものを別な視点から見ているだけだという観点に立った解説です。お楽しみに。

ではここで、確認の質問です。認知症の人が「今日どこ行くんだっけ？」と言って、5分後に「今日どこ行くんだっけ？」となって、そのまた5分後に「今日どこ行くんだっけ？」と、何回も繰り返して質問しました。これはBPSDでしょうか？

筆者はBPSDだと解釈をしています。なぜなら、「繰り返し質問」というのは異常な行動だからです。認知症の人に現れた異常な行動はBPSDです。同時に、その背景には記憶障害があります。記憶障害、記憶が悪いというのは中核症状です。その中核症状によって行動障害が現れています。つまり、繰り返し質問というのは中核症状であると同時にBPSDでもあるという理解が必要だと思っています。

## (2) 日本認知症ケア学会のBPSD分類

繰り返し行動は、国際老年精神医学会（IPA）のガイドブックでもBPSDとして例示されています。それでは、日本認知症ケア学会の基本テキストではどうなっているでしょうか？

基本テキストではBPSDを、①中核症状関連の症状・行動、②精神症状、③行動コントロールの障害、④対人関係の障害の四つに大きく分類しています。その大項目の1番目に挙げられている「中核症状関連の症状・行動」（表1-1[*6]）のうちの小項目の最初が「記憶障害から直接起こ

表1-1　BPSDの分類「中核症状関連の症状・行動」

1. 記憶障害から直接起こる症状・行動
記憶障害、自分の言ったことを忘れる、ものの収容場所を忘れる、繰り返し同じものを買ってくる、同じ事柄・質問を繰り返す、食事や食べ物を何度も要求する、薬を何度も要求する。

2. 記憶障害からくる日常生活上の障害
火の不始末、鍵の不始末、水の不始末。

3. 時間の見当識障害
一日の時間帯がわからない、時間の混同、今日が何日か繰り返し尋ねる、昼夜逆転。

4. 場所の見当識障害
外出して迷子になる、出口を探して歩き回る、他者の家・部屋に入る、トイレ以外での排泄。

5. 失認・誤認
人物誤認、鏡現象、人形やぬいぐるみを生きている子どものように扱う、異食、食べ物以外のものをしゃぶっている。

6. 作話
作話、つじつまの合わないことを言う、死んだ人について生きているかのように話す。

7. コミュニケーション障害
会話ができない、意思疎通が困難。

8. 病気の認識
病識の欠如、病気であることを認めない。

9. 整容能力の低下
身なりに無頓着、不潔なままでいる。

10. 社会生活上の判断能力
職場で仕事ができなくなる、問題のある契約をしたり連帯保証人になる、つり銭がわからない、日常機器を使用できなくなる、薬を自己管理できない、危険なのに車の運転をしたがる、道路で車の危険がわからない、人前で状況にそぐわない言動をする、他人のものと自分のものの区別がつかない、トイレの水を流さない、トイレに行く途中で失禁する、トイレ以外で排泄する、歩けないのに立ち上がって歩こうとする。

（文献6の「行動・心理症状の分類」より、許可を得て抜粋）

る症状・行動」で、例として「繰り返し同じものを買う」などが示されています。この大項目には、認知機能の視点で見れば中核症状であり、行動と心理の視点で見ればＢＰＳＤだというものが列挙されています。これらの症状もＢＰＳＤだということ、そして、これらは脳病変に直接起因することが多いこと（二次的に生じるものではない）を理解してほしいと思います。

ちなみに、わが国でどのような言葉がＢＰＳＤとして論文に用いられているかを調べた研究では、その数が約１３０語にもなることがわかっています。そして、この研究成果をベースにＢＰＳＤを先の４項目に大別した一覧表が作られました。[*6]

## (3) BPSDの分析

前項で言及した１３０単語について、認知症介護指導者に「これはＢＰＳＤだと思いますか？　それとも中核症状ですか？　それとも生活障害ですか？」と質問して得た回答の中から、ＩＰＡがＢＰＳＤとして例示している16症状についての回答を抽出して単純コレスポンデンス分析で調べた結果を**図1-8**[*7]に示します。

この解析から、ＢＰＳＤには、①「環境要因」の影響が強くていわゆるＢＰＳＤらしさの強いもの（例えば、焦燥、妄想、攻撃的行動、徘徊など）、②同じ質問の繰り返しや誤認など中核症

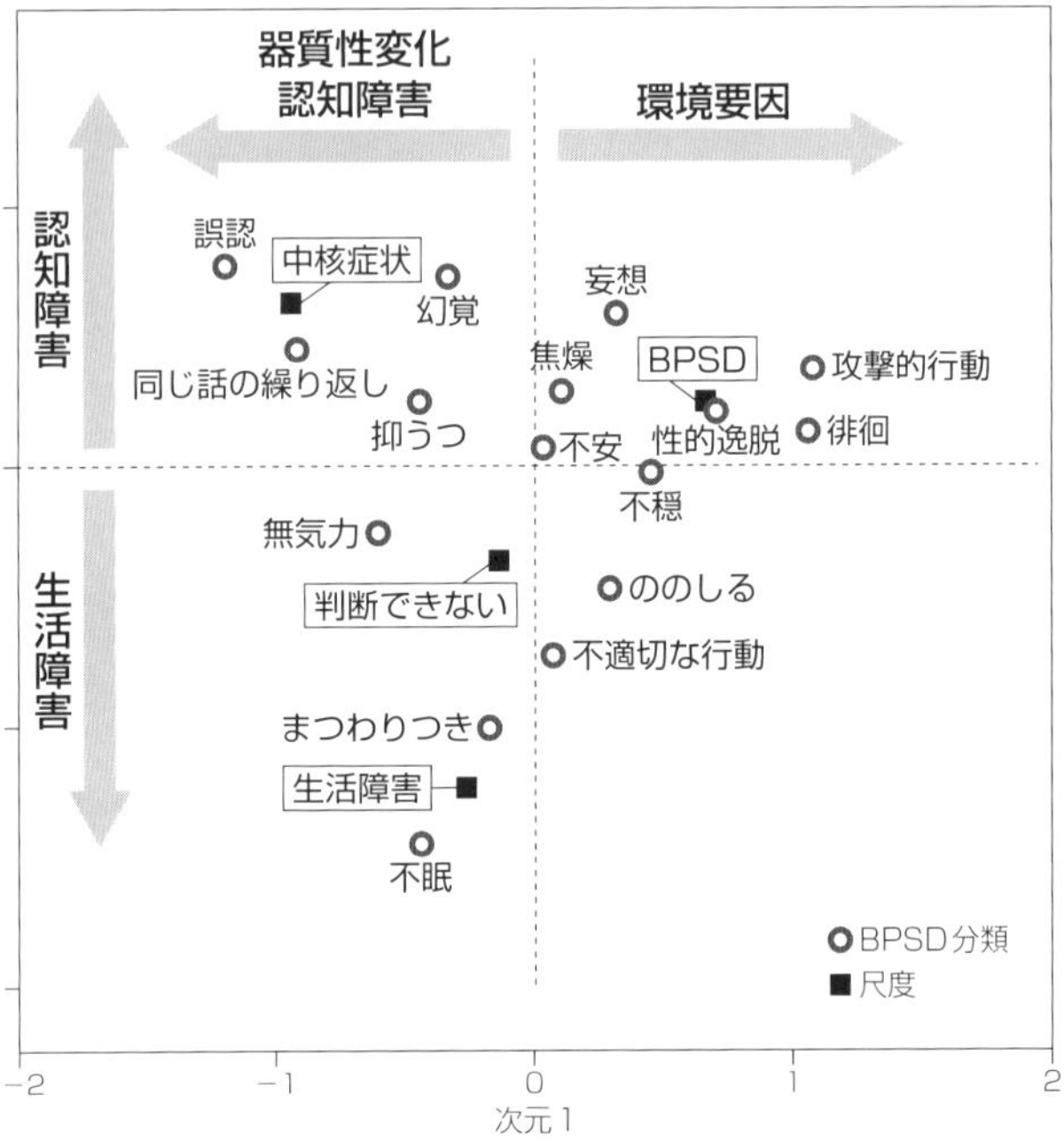


図1-8　IPAと合致するBPSD16症状の単純コレスポンデンス分析
認知症介護指導者117名の回答の傾向を分析した。

状に近いもの、③まつわりつきや不眠といった生活障害に近いもの、があることがわかりました。[*7] この図に示した16症状はすべて、IPAがBPSDだとしている症状です。日本認知症ケア学会の基本テキストに示された分類を裏づける結果となっています。

ひと口にBPSDと言っても、中核症状に近いものもあれば、環境の影響を大きく受けるものもあるし、生活障害に近いものもある、というふうに理解をしてください。

ここで最後に、ＢＰＳＤの理解を深めるための質問です。

アルツハイマー型認知症のＡさんが「今日はどこに行くの？」と介護者のＢさんに尋ねます。5分後にも、そのまた5分後にも尋ねました。Ｂさんは「なんで何度も同じことを訊くの。ボケちゃってホント困るわ」と言いました。すると、Ａさんは「私をバカにして！」と、Ｂさんを叩きました。このやりとりの中にＢＰＳＤはいくつあるでしょうか？

ここにはＢＰＳＤが二つあります。一つめは「繰り返し質問」です。中核症状であると同時にＢＰＳＤです。二つめは「暴力」です。こちらは介護者の発言がきっかけで二次的に生じました。どちらもＢＰＳＤです。ＢＰＳＤは二次的に生じるものだけではないことをしっかり理解してもらえたものと思います。

## 分類から視点への転換

国際老年精神医学会（ＩＰＡ）のＢＰＳＤの定義にきちんと則った考え方が、残念ながら、日本では浸透していないのではないかと感じています。そこで、どのようにすればＢＰＳＤを的確にとらえることができるのかを考えてみました。その答えが、認知症の症状を五つの視点でとらえることです。

### （1）症状をとらえる五つの視点＋環境

図1-9に示すように、中心に認知症の人がいます。ここでは服薬が困難なアルツハイマー型認知症の人としましょう。この服薬困難を認知機能の視点で見ると、内服したかどうか忘れる、日付がわからない、薬の必要性を理解できないなどの中核症状です。生活の視点で見ると、服薬管理が困難で、生活障害です。行動と心理の視点で見ると、何度も内服してしまう、服薬支援を拒否するなどのＢＰＳＤです。もし、ドネペジルなどのコリンエステラーゼ阻害薬を内服していれば、薬剤によって易怒性というＢＰＳＤを生じることもあります。自律神経系の視点では、便

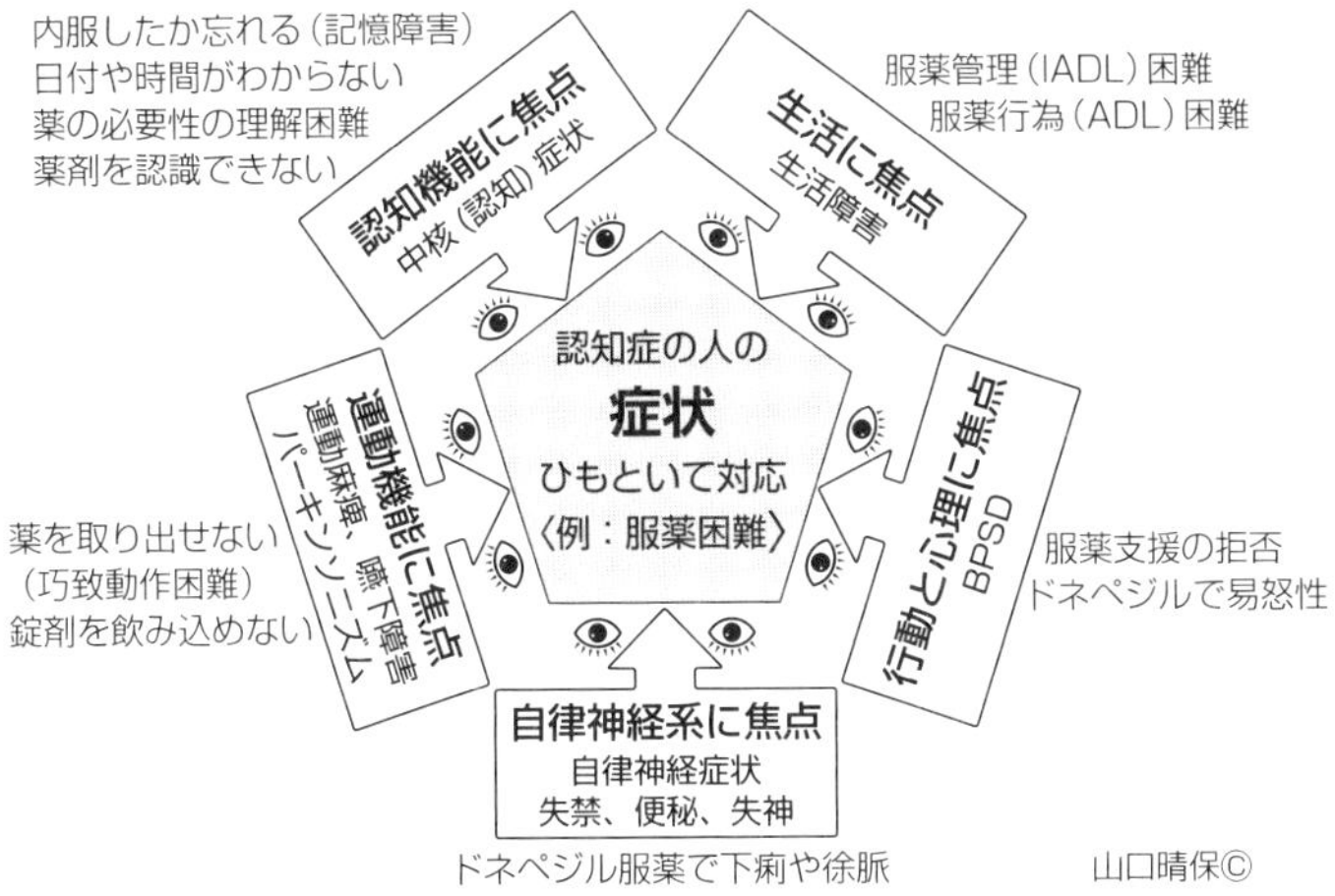
内服したか忘れる（記憶障害）
日付や時間がわからない
薬の必要性の理解困難
薬剤を認識できない
認知機能に焦点
中核（認知）症状
服薬管理（IADL）困難
服薬行為（ADL）困難
生活に焦点
生活障害
認知症の人の
症状
ひもといて対応
〈例：服薬困難〉
運動機能に焦点
運動麻痺、嚥下障害
パーキンソニズム
薬を取り出せない
（巧致動作困難）
錠剤を飲み込めない
行動と心理に焦点
BPSD
服薬支援の拒否
ドネペジルで易怒性
自律神経系に焦点
自律神経症状
失禁、便秘、失神
ドネペジル服薬で下痢や徐脈
山口晴保©

図1-9　一つの症状を五つの視点でとらえて対応する

秘や失禁、内服薬による食欲低下・下痢などをチェックする必要があります。運動機能の視点では、薬を取り出す細かな動作ができないなどの巧緻性障害、パーキンソニズム、嚥下障害などをチェックする必要があります。さらには六つめの視点として、環境も重要です。照明、騒音などが症状に影響を与えます。

## (2) パーソン・センタード・ケアとの関連

このように、症状を分類するのではなく、認知機能の視点で異常があれば中核症状、行動と心理の視点で異常があればBPSD、そして生活の視点で見れば生活障害と、同じものを異なる視点から見ているだけだと理解しましょう。

そして、この視点——認知症の人を中心に置いて多数の視点で観察・分析することは、パーソン・センタード・ケアにつながります。とは言っても、これ自体がパーソン・センタード・ケアなのではなく、いわばパーソン・センタード・メディシン（医療）です。BPSDは医学用語で、異常な言動を症状として示し、適切な医療（非薬物療法主体）に結びつけようとするものです。パーソン・センタード・ケアでは、前述の通り、社会学的に「本人の意図や欲求が現れている言動」としてとらえるのがよいでしょう。

認知症の人に現れる症状は多彩です。いろいろな認知機能の障害があり、運動機能の障害があったり、自律神経の障害があったり、行動と心理の障害があったり、生活障害があったりと、いろいろな視点でとらえることができます。そして、いろいろな視点でとらえて、それぞれに適切に対処していくことが大切だと思います。極論を言えば、認知症の人の症状がBPSDかどうかというのは、どちらでもいい問題です。中核症状なのかBPSDなのかと仕分ける作業はやめて、この人の認知機能はどうなっているんだろう、運動機能はどうなっているんだろう、自律神経系の症状はないだろうか、その人の心理・行動はどうなっているんだろうか、生活はどうなっているんだろうかという五つ＋環境の視点できちんと見て、一人の人間として総合的な評価をして対処することが一番重要だと思っています。これがパーソン・センタード医療です。

## ＢＰＳＤの背景因子と対応の心構え

### (1) ＢＰＳＤの背景因子

先ほど紹介したように、ＢＰＳＤはいろいろな要因で起こります（図1-10）。このうち、生活史や個性、地域の文化といったものは今さらどうにも変えられません。脳病変を治すこともできません。これらは介入困難な背景因子です。一方、図の右側に示した背景因子は介入が可能です。関わり方でＢＰＳＤを低減できるファクターです。ですから、ＢＰＳＤは治療ができる、対処できます（治療すべき症状という観点から作られた医学用語です）。もちろん、それで完全によくなるとは限りませんが、要因を分析して介入を試みるべきです。具体例としては、①服のボタンがうまくかけられずにイライラしている→ボタンをベルクロ（マジックテープ）に替える、②ドネペジル内服で怒りっぽくなっている→薬剤の一時減量〜中止で穏やかになる、③便秘でイライラしている→排便で穏やかになる、④せん妄や体調不良を治療する→不穏などが消失する、といったことが挙げられます。様々な背景要因を分析して対処をすれば、ＢＰＳＤは軽減できると思います。当然、予防もできるわけです。

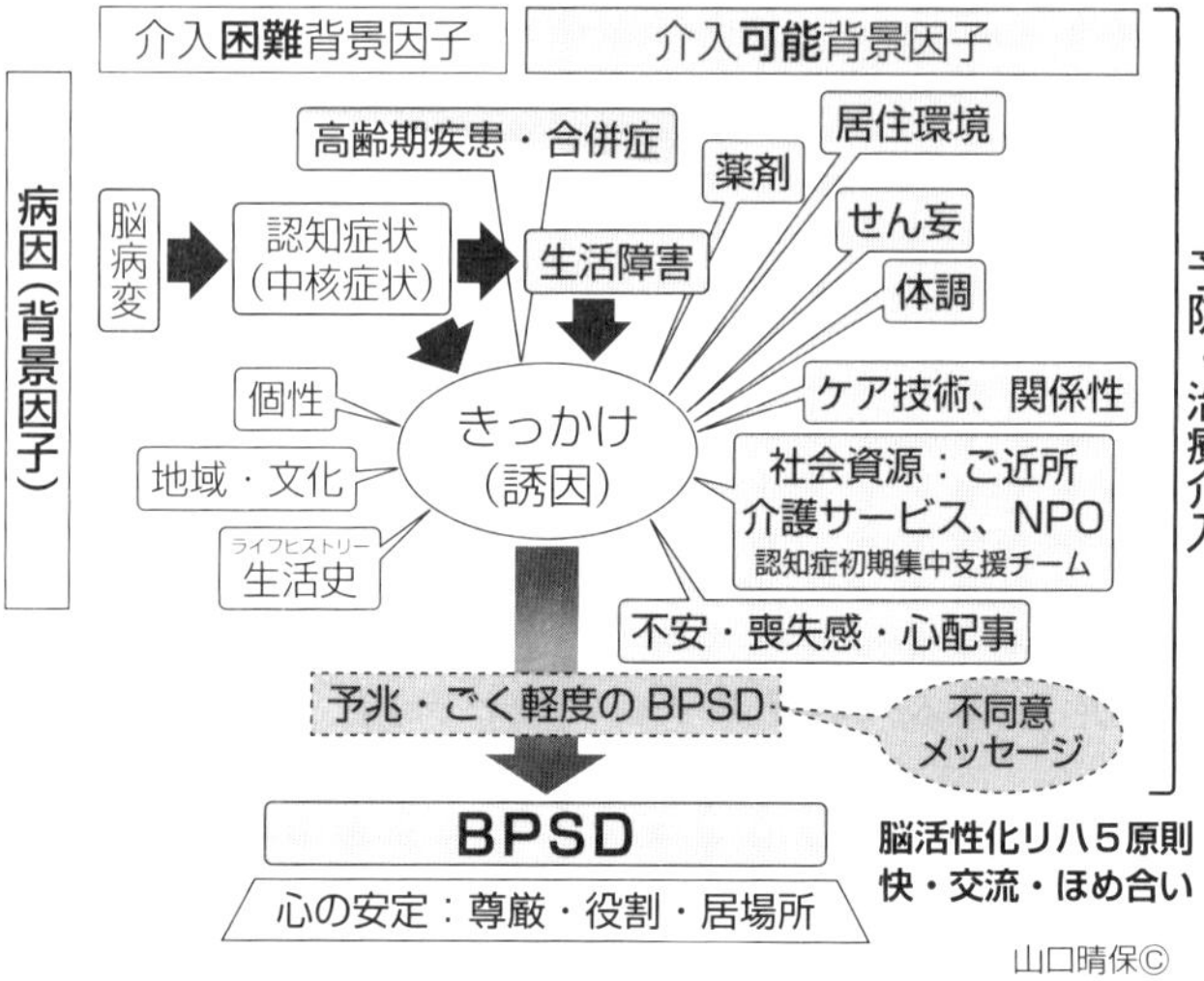


図1-10　BPSDの背景因子と予防・治療

## (2) BPSDの予防

多くのBPSDで、「きっかけ(誘因)」があります。「夫が怒りっぽくて困る」と言う奥さんに、「どんなときに怒りっぽくなるんですか?」と聞いてみると、「私がね、この人の気に入らないことを言うと、すぐ怒るんですよ」とか教えてくれます。「奥さん、それがスイッチですよ」って話すのですが、介護している方はこのスイッチが結構わかっています。でも、つい言ってしまう。そこをうまく、スイッチを押さないようにできれば、BPSDの発現を予防することは可能です。特に興奮性のBPSDにはこういうケースが多々あります。

それから、普段から気に入らないことをされているという場合があります。例えば、朝の10時に「お風呂に行きましょう」と言われるなどです。明るいうちから風呂に入るのは気が乗らないんだけど、「まあ、お世話になってるから、行こうか」みたいな感じで、不本意ながら行く。そうしたちょっとした不満が積み重なっていくとBPSDが始まることがあります。この「不同意メッセージ」については、第2章で詳しく説明します。

ちなみに、心の安定が図られていて、尊厳や役割や居場所といったポジティブケアを提供できれば、BPSDは起こりにくくなります。そういう意味でも、BPSDは予防できるし、治療介入できるということを強調しておきたいと思います。

## （3）BPSDの背景要因の因果関係

図1-11に示したBPSDの因果関係を調べた研究[*8]は、精神科で350名の認知症の人を対象に行ったものです。攻撃性がどうして出るのかを分析してみると、例えば妄想があって、それを咎められて攻撃をするということがわかりました。では、なぜ妄想が起こるのかというと、その背景に幻覚、そして不安がある。徘徊を注意されて怒られたので攻撃的になったというパターンもあります。なぜ徘徊するのかというと、やはり背景に不安がある。この不安感情障害といった

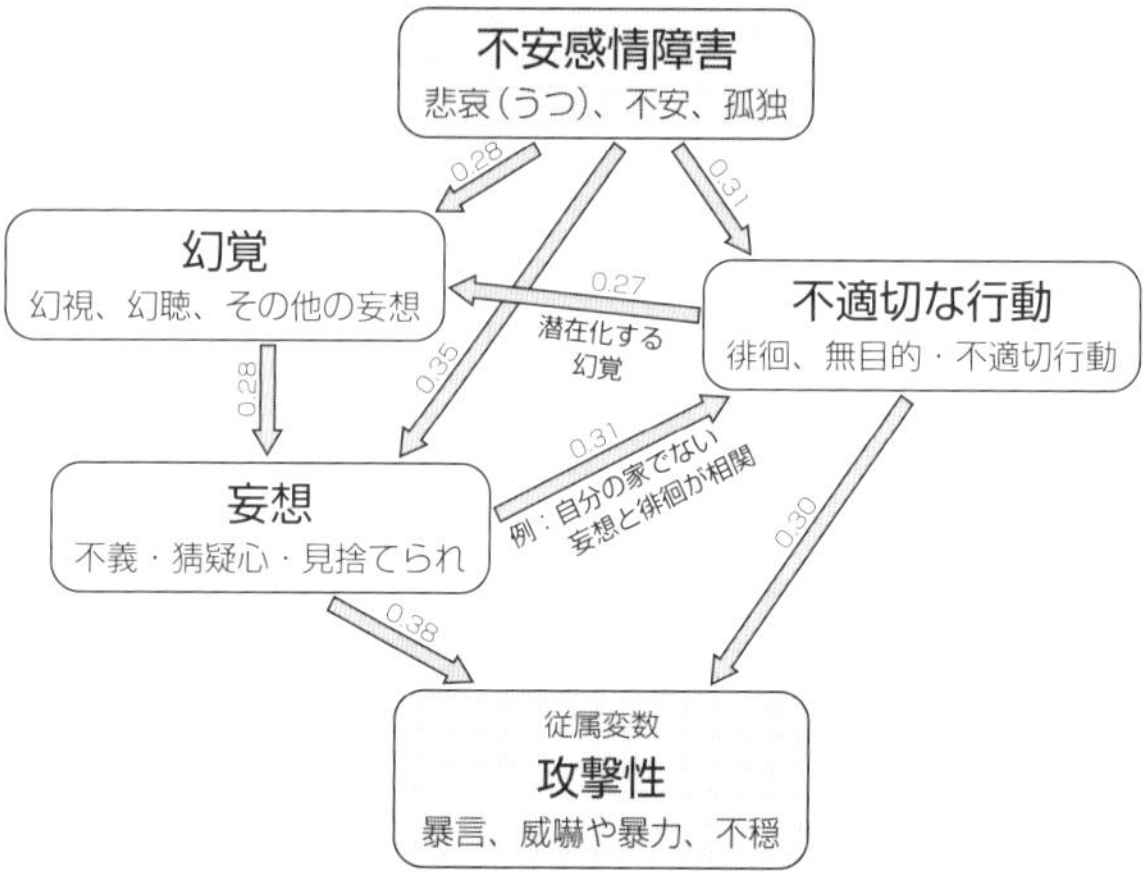


図1-11　BPSDの因果関係―多重指標モデル―
アルツハイマー型認知症ならびに血管性認知症と診断された350名を対象に、日本語版BEHAVE-ADで評価した。4因子を独立変数とし、攻撃性を従属変数とした、共分散構造分析を行った。なお、矢印の上の数字は「パス係数」で、数字が大きいほど関係性が強い。

ものがBPSDの背景にあることが多いというのがこの研究の結論です。

ですから、怒りのような興奮性のBPSDでも、その人の心に潜む不安を解消するアプローチはBPSD対処法としてしばしば有効です（詳しくは次項の氷山モデルを参照）。BPSDの背景要因を分析しても不明なときの手立てとして、とりあえず「本人の不安解消に向けたアプローチ」という作戦は有効でしょう。

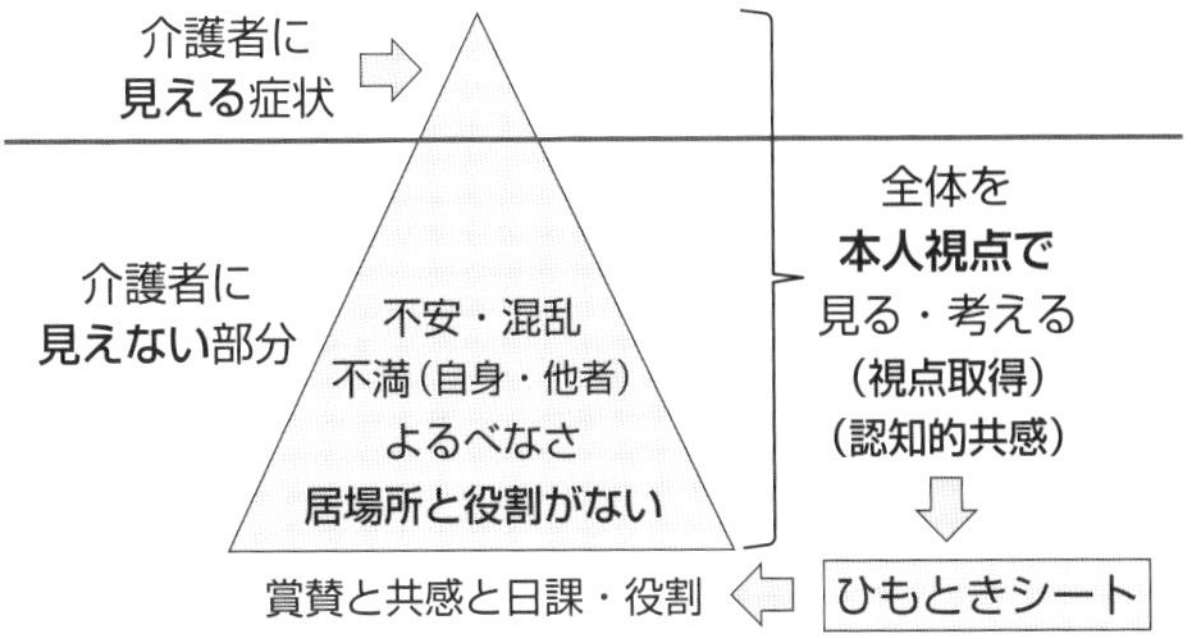


図１-12　BPSDの氷山モデル
氷山は全体の１割が水面の上に見える。

## （4）BPSDの氷山モデル

ここまで見てきたようにBPSDにはいくつもの要因やきっかけがあるわけですが、介護者の目に見えるのはBPSDのほんの一部です。氷山は9割が水面下ですが、それになぞらえて「BPSDの氷山モデル」といいます。**図1-12**に示したように、介護者の目に見えるのは、その人の言動として発現している症状（暴言、徘徊、不穏、繰り返し行動など）ですが、それは「氷山の一角」にすぎません。その人の心の内には、目に見えない部分（水面下に隠れた氷山の大部分）に、不安や混乱、不満、よるべなさ、そして居場所や役割がないといったことが隠れています。それらを探って対処していくことがBPSDへの対応では必要になるわけです。介護する側が本人の視点に立って（視点取得）、本人の心の内に分け入ります（認知的共

表1-2　認知的共感（視点取得）と情動的共感

| 分類 | 内容 | 視点 | とらえ方 | 特徴 | バーンアウト |
|---|---|---|---|---|---|
| 情動的共感 | 感じる〈直感〉扁桃体 自動的反応 | 自他の区別なし | 自分が相手に感じたまま | 同情・感情移入しやすく、疲弊しやすい〈疑わない〉 | 易 しやすい |
| 認知的共感 | 考える〈思考〉頭頂葉 理性的処理 | 相手の視点 視点取得 | 他人事として推測 | 推測が正しいとは限らないという認識〈疑う〉 | 難 しにくい |

山口晴保＆北村世都Ⓒ

感）。

「ひもときシート」は本人の心の内を推測してＢＰＳＤの解決をめざす分析ツールです。より簡便な「ひもときシート〝アシスト〟[*9]」も開発されています。

## （5）認知的共感

ＢＰＳＤに対処するには、認知症の人（相手）がどのように考えているのか、どのような気持ちなのかを理解すること、つまり「共感」がとても重要です。[*10] この共感は、「情動的共感」と「認知的共感」とに分けて考えます（**表1-2**）。普通は、認知症の人を見ると、「かわいそう」といったふうに自分事としてとらえてしまうんですね。これは直感的な、扁桃体などが関わる自動的な反応です。誰でもこのように思ってしまいます。ただ、こうした情動的共感、つまり自分事として対応してしまうと、とても心が疲れやすくなります。バーンアウトしやすいんです。認知症ケアのプロフェッショナルは、他人事として、相手はどのようなことを考えているのか、どのような気持ちでいるのかということを相手の視点に立って推測します。同時に、その推測した内容は正しいとは限らないという認識をもっています。あくまでも〝推測〟ですから。

介護の現場では、共感が大切だといわれますが、その中身をもう少し詳しく分けて、思いやりやその人に感情移入する情動的共感ではなく、ちょっと冷めた目で相手の脳の中を推測してみるという認知的共感をもって対応していくことがとても重要です。

## 病識との関係

BPSDへの対応にあたっては、病識（自分の認知機能が低下しているという自覚）が保たれているか、それとも低下しているかを把握しておくことが大切です（**表1-3**）[*11]。レビー小体型認知症や血管性認知症の人は、病識をしっかりもっていることが多いですが、その代わりうつにな

表1-3　病識保持事例と病識低下事例の比較

| 項目 | 病識**保持**事例 | 病識**低下**事例 |
|---|---|---|
| 障害の自覚 | 自覚あり | 自覚に乏しく、自信過剰 |
| 代償・ケア | 可能・受け入れる | **不可能・拒否**（服薬支援を拒否、など） |
| 適切な判断 | 可能 | **困難**（財産管理、受診、運転免許返納、など） |
| 危険 | 少ない | **高い**（運転、外出して戻れない、など） |
| BPSD | 少ない | **妄想や暴言・暴力**などの増加 |
| 情動 | うつ傾向 | 多幸傾向、失敗の指摘に対する怒り |
| 本人のQOL | 低くなる | むしろ高い |
| 介護者 | 影響が少ない | **介護負担増大、介護者のQOL低下** |
| 病型 | レビー小体型、血管性 | **アルツハイマー型**、行動障害型前頭側頭型 |

◎介護者が病識低下を理解してBPSDを予防することが大切

山口晴保©

る傾向があります。

一方、アルツハイマー型認知症の人は病識が低下していて（病気の自覚に乏しく）、自信過剰なことが多いです。病識が低下している場合、できないことを支援しようとすると拒否しますし、運転免許を返したほうがよいと促しても「いや、大丈夫だ」と言い張ります。危険性が高く、興奮性のＢＰＳＤが出やすいタイプです。本人は落ち込まず、むしろハッピーなんですが、周りの介護負担が増える、介護者が大変になるという傾向があります。行動障害型前頭側頭型認知症ではこの傾向がさらに強くなります。

認知症の6割を占めるアルツハイマー型認知症の本質は「病識の低下」です。例えば、アルツハイマー型認知症の主症状は記憶障害だといわれますが、「自分に記憶障害がある」ということを認識するメタ認知（自覚）の障害があるので、介護が困難になります。このメタ認知障害を、病識低下（自己モニタリング機能の低下）といいますが、それこそがアルツハイマー型認知症の本質です。メタ認知や病識のことはほとんどの教科書に書かれていませんが、ＢＰＳＤの予防・対処には、病識低下を理解して、本人の気持ちを推測することが大切だと思いますし、技術的には、相手をほめる、相手に感謝するというポジティブケアがＢＰＳＤの予防・対処にとても大切だと思います（図1-13）。改訂長谷川式簡易知能評価スケール（ＨＤＳ-Ｒ）などでは病識は評価できません。あえてやるとすれば、「このテストで何点とれると思いますか？」と聞いて、「こんなの簡単だよ、25点ぐらいとれるよ」と本人が言ったとして、実際にやって18点だったら、病識が低下しているということがわかります。

筆者らは認知症初期症状11項目質問票（ＳＥＤ-11Ｑ）を開発し、無料ダウンロードできるよう

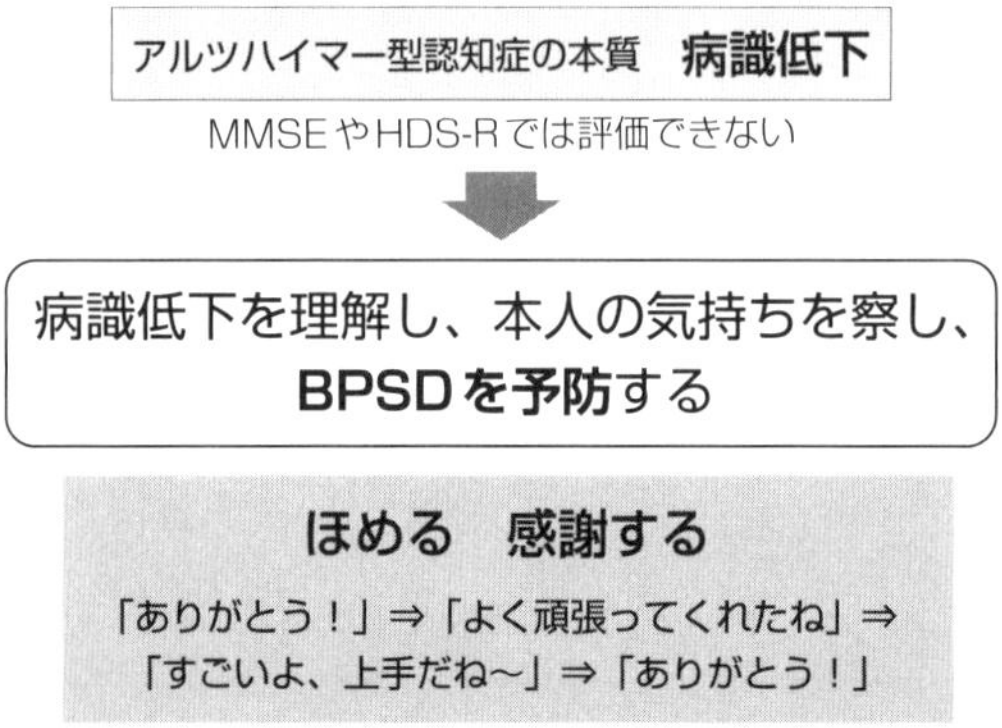
アルツハイマー型認知症の本質　病識低下
MMSEやHDS-Rでは評価できない
病識低下を理解し、本人の気持ちを察し、
BPSDを予防する
ほめる　感謝する
「ありがとう！」⇒「よく頑張ってくれたね」⇒
「すごいよ、上手だね～」⇒「ありがとう！」

図1-13　病識の理解とBPSDの予防・対処

にしています。[*12] この質問票は介護者が3～4項目以上チェックをつければ認知症が疑われるというのが本来の使い方ですが、このチェックリストを本人と介護者が同時につけると、本人の病識低下の程度がわかります。筆者らの研究では、中等度のアルツハイマー型認知症では、家族介護者が平均9項目にチェックをつけるのに、本人は1～2項目でした。この乖離（介護者のつけた項目数から本人のつけた項目数を引く）が大きいほど病識低下が強いことを示しています。

このように本人の認識と介護者の認識を比較することで、病識低下の度合いを評価できます。そして、病識の低下度合いや、逆に病識過剰で不安・うつ状態になっている状態を把握して、適切に対処できれば、ケアの上級者です。

## BPSDの予防に向けて

これからは、BPSDが悪化してから対処するのではなく、①BPSDの発症を予防すること、②ごく軽度の症状のうち（予兆や初期症状）に気づいて発症や重度化を予防することが大切です。そこで、第2章では「予兆」について詳しく解説し、第3章では症状に早く気づくための質問票を解説します。

最後に、筆者の提唱する「脳活性化リハ5原則」を紹介して稿を終えます。その5原則とは、①快刺激で笑顔を引き出し、②双方向の言語・非言語コミュニケーションで安心を生み、③互いにほめあうことでやる気を生み出し、④認知症の人が役割を演じることで生きがいを感じ、尊厳が守られ、⑤失敗を防ぐ支援で成功体験を積んで安心・ヤル気アップにつなげる、というものです。もっと詳しく知りたいという人は、ぜひ山口晴保・編著『認知症の正しい理解と包括的医療・ケアのポイント―快一徹！脳活性化リハビリテーションで進行を防ごう―：第3版』（協同医書出版社／2016）をお読みください。こうしたケアをすることで、BPSDを防いだり、BPSDが起こったあとも穏やかにすることができると考えています。それればかりでなく、読者

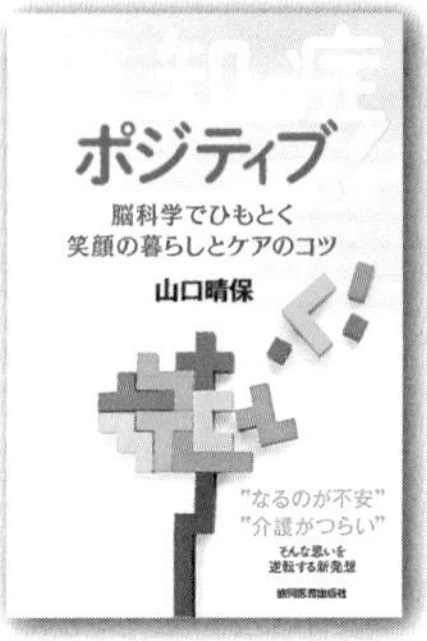


ネガティブな思いを逆転！

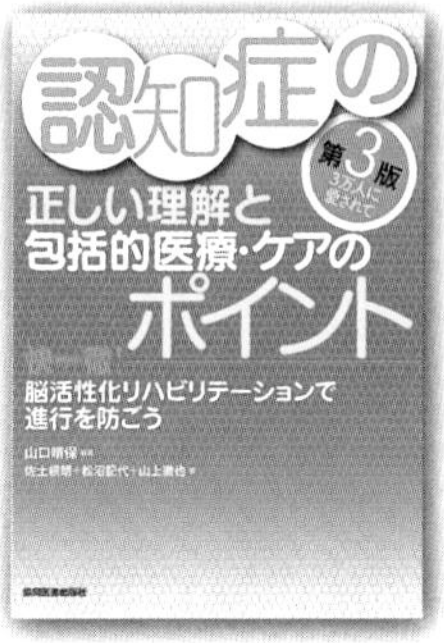


脳活性化リハ５原則を詳説！

の皆さんが仕事仲間・友人・家族と過ごすときも、この５原則はとても有効です。そして、きっと仕事の苦労（負担感）を和らげてくれます。

「エッ、私の苦労、そんな簡単に和らがない」という人は、ポジティブ心理学に基づいた認知症ケアを解説した、山口晴保・著『認知症ポジティブ！―脳科学でひもとく笑顔の暮らしとケアのコツ―』（協同医書出版社／２０１９）をお読みください。きっと笑顔が戻ります。それから、第３章で紹介する「ポジティブ日記」を試してください。夜寝る前にポジティブな文章を書くだけです。ポジティブ思考を思考にとどめず、内容を言語化することで幸せになります。脳はバカなので、自分の発した（書いた）言葉でだまされてしまいます。周囲の人に「ありがとう」を連発しているだけでも、脳は「自分は親切な人に囲まれて幸せだ」と勝手に考えてくれます。という、おまけでした。

＊1 小澤 勲『痴呆老人からみた世界―老年期痴呆の精神病理―』岩崎学術出版社、1-6頁(1998)

＊2 Krishnamoorthy A, et al : Managing challenging behaviour in older adults with dementia. Progress in Neurology and Psychiatry 15 (3) : 20-26 (2011)

＊3 イアン・アンドリュー・ジェームズ（山中克夫・監訳）『チャレンジング行動から認知症の人の世界を理解する―BPSDからのパラダイム転換と認知行動療法に基づく新しいケア―』星和書店、1-14頁(2016)

＊4 池田研二ほか「タウオパチーの臨床と病理」信州医学雑誌 60 (6) : 410-418 (2012)

＊5 池田研二「BPSDの神経病理」Dementia Japan 28 (1) : 18-27 (2014)

＊6 長田久雄ほか「認知症の行動・心理症状の考え方」／日本認知症ケア学会・編『BPSDの理解と対応―認知症ケア基本テキスト―』ワールドプランニング、1-11頁(2011)

＊7 中村考一ほか「認知症介護指導者のBPSDに対する解釈の検討」認知症ケア研究誌 2 : 116-125 (2018)

＊8 今井幸充ほか「認知症の行動・心理症状（BPSD）の因果関係とBPSD重症度との関連―多重指標モデルによるアプローチ―」老年精神医学雑誌 29 (9) : 975-989 (2018)

＊9 認知症介護研究・研修東京センター・監修『みえる認知症ケア ひもときシート〝アシスト〟―BPSD改善ガイド―』中央法規出版(2019)

＊10 北村世都「ケアに役立つ共感のあり方を理解する」／山口晴保ほか『認知症の人の主観に迫る―真のパーソン・センタード・ケアを目指して―』協同医書出版社、37-77頁

(2020)

＊11　山口晴保ほか「病識低下がＢＰＳＤ増悪・うつ軽減と関連する－認知症疾患医療センターもの忘れ外来３６５例の分析－」認知症ケア研究誌 2：39-50 (2018)

＊12　山口晴保研究室ホームページ (http://yamaguchi-lab.net/)

第2章

# BPSDを関係性から読み解く

伊東 美緒

第1章において、様々な背景因子がきっかけ（誘因）となり、認知症の行動・心理症状（BPSD）が生じる（悪化する）ことについて理解いただけたと思います。この章では、第1章の「BPSDの背景因子と対応の心構え」（31ページ）で示された背景因子のうち、〝ケア技術、関係性〟と〝不同意メッセージ〟の考え方について紹介し、「BPSDは身近なケアする人との関係性の影響を受けやすい」という観点から、ケア実践への活用の仕方について、具体例を用いてお伝えしたいと思います。

## ケア技術と関係性

第1章で「BPSDの背景因子と予防・治療」の図（32ページ）を見たとき、介入可能背景因子のうち、「ケア技術と関係性がなぜ同じ枠に入っているの？」と感じた読者は少なくないと思います。しかし実は、この二つは密接に関わり合っています。

ケア技術というと、介護や看護の仕事をしている人は、おむつ交換、入浴介助、食事介助といった、日常生活を支えるために必要な〝ケア〟の方法を思い浮かべるのではないでしょうか。

ただ、認知症の人との関わりがうまくいかないとき、もしかすると、介護や看護の世界で身につけてきたその〝ケア方法のとらえ方〟に課題があるのかもしれません。例えば、おむつ交換の場合、仰臥位で過ごしている方のズボンを下げる方法、おむつの開き方、陰部清拭の仕方、新しいおむつの当て方、ズボンの上げ方…というように、手順として考えがちです。学ぶ過程においては、〝相手の表情を見て〟〝羞恥心に配慮して〟などと、関係性を保持するためのキーワードがたくさん散りばめられていたはずなのですが、実践の場で必死にケアをこなそうとすると、これらの関係性を保持するための配慮がそがれてしまいます。そして、いかに効率的におむつ交換をするかといった業務に追われる感覚によって、いよいよ〝関係性を築くケア〟が〝こなすべき業務〟に置き換わってしまうのです。

ケアがこなすべき業務になってしまうと、認知症の人が「嫌だ」と言っても、「はい、大丈夫ですよー、ちょっと我慢してくださいね」と、ケアする人の意図を優先して手早く接することになります。手早い技術は、認知症の人に「手荒く扱われている」「この人は強引で嫌な人」という負の感情を与えてしまいます。感情を伴う記憶（感情記憶）は認知症が進行していても残るので、「この人は嫌な人」という記憶によって、そのほかのあらゆるケアも嫌がられるようになります。これがエスカレートすると暴言や暴力になったり、逆にまったく無反応になったりして、

ＢＰＳＤと呼ばれるようになるわけです。

つまり、生活を支える一つ一つのケア場面において、相手が安心するケア技術を用いてよい関係性を築くことが、ＢＰＳＤの軽減に役立つのです。また、そのためには、おむつ交換などの一つ一つのケアを〝関わりの時間〟ととらえ、時間に余裕がない中でもよい印象を残す配慮が必要になります。ケア従事者は、おむつ交換をするときに、「きれいにしてあげないと」「手早くしてあげないと」と相手のことを思っているのですが、多くの場合、〝清潔の保持〟という目的が頭の中を占めており、無意識のうちに強制的なケアになってしまうので、自分の声のかけ方や相手に触れる手が強制的になっていないかを意識することも大切です。

「強制的なケアによってＢＰＳＤが生じる」と考えると、ＢＰＳＤに至る前にケア従事者が強制的なケアに気づいてケアの方向性を変え、ＢＰＳＤへの移行を回避することが求められます。そこで、強制的なケアに気づくための視点のもち方として、「不同意メッセージ」という考え方を紹介します。

## 小さな不満の蓄積としての「不同意メッセージ」

第1章で、BPSDは様々な要因で起こり得るものだという紹介がありました。〝スタッフの関わり〟というのも、BPSD発症の重要な要因の一つです。スタッフの関わりが認知症の人にとって受け入れがたいものであるとき、本人たちは「嫌」ということを表現しています。例えば、「吸引しますよー」と看護師が言うと歯を食いしばったり、「トイレ行きますよー」と介護職員が言うと椅子の手すりをギュッと握って動きたくないという姿勢を見せることがあります。これらは「嫌ですよ」というアピールです。ただ、職員に「とにかく、トイレに行ってもらわないと！」という思いが強くあると、彼らの「嫌」というアピールを無視してしまいます。認知症の本人たちのアピールを無視し、それが問題視されていない現状が、BPSDを悪化させているのではないかと思います。

そこで、このような「スタッフの関わりに納得していません！」という態度や言動を「不同意メッセージ」[*1]と呼び、それに気づいたら、ケア従事者たちの関わり方を変えるべきサインとしてとらえていく必要があると考えています。

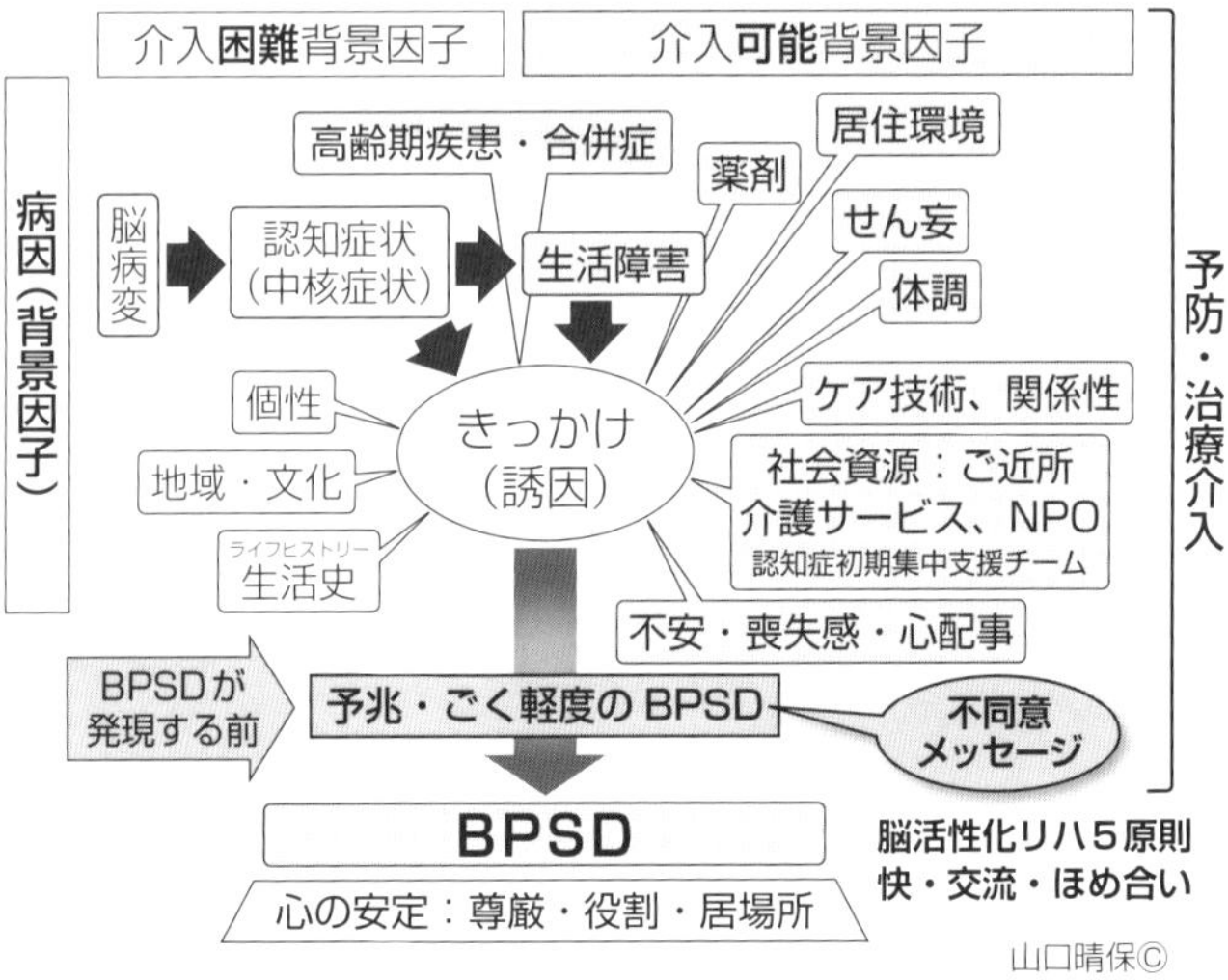


図2-1　「不同意メッセージ」の位置づけ
BPSDの背景因子における、BPSDが発現する前の「予兆」「ごく軽度のBPSD」を「不同意メッセージ」としてとらえていく必要がある。

BPSDは様々な要因によって起こりますが、BPSDに至る前の段階の、少し不満があるという状態で、すでに何らかの表現が出てきています。**図2-1**に示した「予兆」「ごく軽度のBPSD」がそれです。ここで出てきた不満を示す表現を「不同意メッセージ」ととらえることが大切になります。ケア従事者がこの不同意メッセージを放置しておく、もしくは無視して強制的なケアを増やしてしまうと、BPSDを発現させてしまうことになるのではないかなと思います。

## 「不同意メッセージ」とは何か

### (1) 体現的言語モデル

ここで、「不同意メッセージ」について、6年間かけて行った観察調査[*2]をもとに、もう少し詳しく見ていきたいと思います。

まず、コミュニケーション方法を考えるにあたり、認知症の人は、言語的表現だけではなく、様々な表現を駆使して生き抜いていることをイメージするため、「体現的言語モデル (Embodied Language Model)」を考えました (**図2-2**[*2])。

ヒトは言語だけではなく体でも自分の思いや感情を表現しています。例えば、ひどく怒ったら血圧が上がりますよね。血圧が上がると顔が赤くなったりしますが、そういった感情に伴う身体の変化を、ここでは身体的表現と呼びます。また、眉間にしわを寄せたり、黙って拳を握りしめるなどして、いら立つ自分の気持ちを抑えようとするといった行動・態度や、諦めてしまってまったく無反応になってしまうという行動・態度もあります。これらを行動・態度的表現と呼びます。

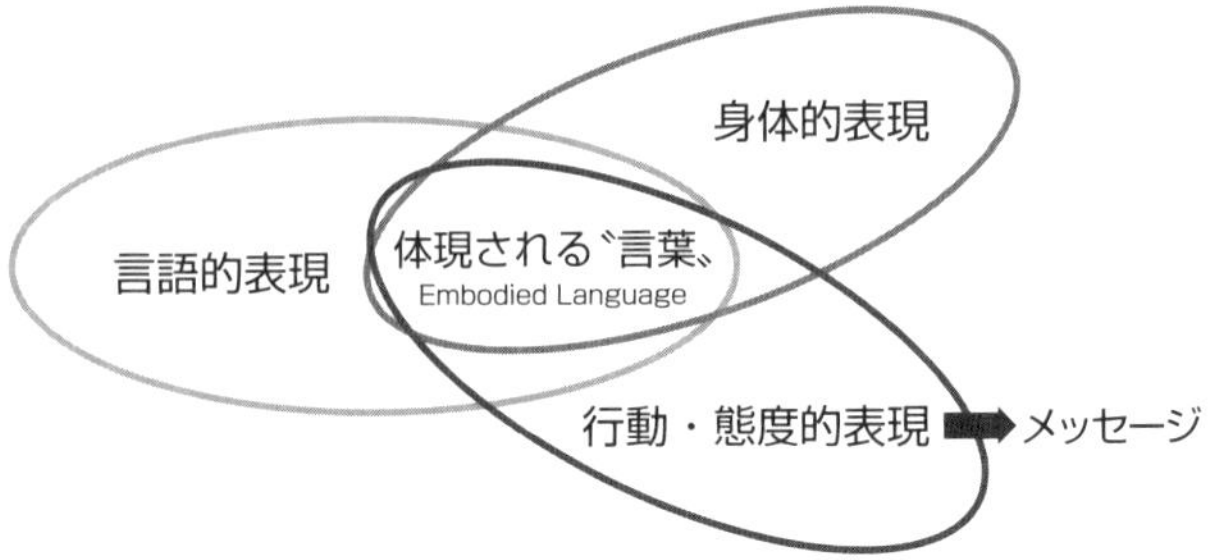
身体的表現
言語的表現
体現される〝言葉〟
Embodied Language
行動・態度的表現
メッセージ

図2-2　体現的言語モデル
観察調査の結果、行動・態度的表現から何らかのメッセージが示されることがわかった。

身体的表現における生体反応に対して何かをするというのは難しいですが、行動・態度的表現に関しては、ケアの場面で活用できると考えました。なぜなら、ケア実践の場は言語的表現に偏りすぎており、言葉を扱うのが難しくなった認知症の方々に対して、言語で説明・説得しようとしているからです。例えば、夜中に荷物をまとめて「帰らせていただきます」と言うアルツハイマー型認知症の人に対して、「まだ暗いですから、明るくなったら帰りましょう」と何回も説明した経験は多くの人がもっていると思います。一生懸命に対応しているのに聞き入れてもらえないのは、言語を扱うのが難しい人に対して、言語で（しかも繰り返し説明するうちに大きな声で）説得しようとするため、最終的には怒らせてしまうのです。

ですから、もう少し認知症の人の行動・態度的表現に対して敏感になる、また、ケア従事者も行動・態度による表現で返していくということが大事なのではないかと考えています。

もう一つ、ケア実践の具体的な例を挙げて考えてみましょう。「トイレに行きたい」と何十回も訴える認知症の人がいます。ケア従事者は、〝できる限りトイレ誘導する〟と目標を立てて対応します。しかし、トイレに行っても尿が出ないことが続きます。そのうちに、尿が出ないのにトイレ誘導に時間をかけて業務が滞ることにイライラして、「さっきも行きましたよね！」「さっき行ったから大丈夫！」と声をかけるようになり、認知症の人は「ここはトイレも行かせてもらえない！」と怒るようになります。これは、言葉に振り回されてBPSDを悪化させる、よくある例です。

問題点を整理してみましょう。まず、「トイレに行きたい」と訴える認知症の人の言葉を鵜呑みにしています。実は、ケア従事者が忙しくて自分のことを見てくれないと感じたとき、認知症の人が頻回に使う言葉は〝トイレ〟と〝○○が痛い〟なのです。特に、トイレの場合、トイレまでの行き帰りと便座に座っている間は、職員がそばにいてくれます。「トイレに行きたい」は、職員を長時間独り占めできるマジックワードなのです。もちろん、残尿感や膀胱炎により「トイレに行きたい」と頻繁に訴えることもあるので、丁寧な観察とアセスメントが必要ですが、アセスメントの結果、職員にそばにいてほしいのかもしれないと感じる言動が確認されたら、呼ばれたときにトイレに誘導するという対応では解決できません。では、一緒にいる時間を毎日30分とれば落ち着くのかというと、それもうまくいきません。一日30分そばにいてもらっても、そのことを忘れるのです。

「じゃ、どうしたらいいんですか!?」という声が聞こえてきそうですが、「トイレ」と訴えていないとき、かつ職員にも時間的余裕があるときに、「○○さん、今、お話ししてもいいですか?」とか、「お話、聞いてもらえます?」といったふうに、〝話をしたい〟ということを強調して伝えます。頼られると高齢者は落ち着くことが多く、「いいわよ」とすまして答えたりします。「肩が凝って」でも何でもよいのですが、こちらの疲れや悩みを伝えると、肩をもんでくれたり、「頼られるうちが花よ」と慰めてくれたりします。会話は数分でよいので、「おかげで元気になりました。ありがとうございます。また話、聞いてもらえます?」と聞くと、「いいわよ。いつでもおいで」などと答えてくれます。この数分の会話を一日に何回か繰り返すことだけで、トイレの訴えやナースコールの回数が減ることが少なくないのです。「トイレ」という言葉に惑わされず、本人の繰り返す言葉や行動、態度から、本当は何を訴えたいのかを探ることが求められています。

言語的表現に惑わされず、行動・態度的表現を重視して、本人の要望（wants）を推測し、ケアを組み立てることが大切です。

以上見てきたように、行動・態度的表現を中心に観察調査を行っているとき、職員の問いかけや誘導に納得いかないときに認知症の人は何らかのメッセージを示していることに気づきました。これを「不同意メッセージ」としてまとめようと思ったわけです。

## (2) 不同意メッセージとケア

不同意メッセージが確認されたとき、介入困難背景因子（50ページの**図2-1**）が要因であれば対応が難しい場合が多いのですが、介入可能な因子の場合、例えば「私たちのケア技術や関係性の部分が悪さしてるな」とか、「私、結構強制したな」と思うところがあれば、その関わり方を変えることで対応できます。そして、「ケアが届く[*3]」、つまり、私たちのケアが相手にとって、「ああ、この人、いいものをくれようとしている」と思えるものであるときには、不同意メッセージが軽減したり消失したりして、ＢＰＳＤの出現を抑える、もしくは減らすという考え方ができるわけです（**図2-3**）。

けれども、この不同意メッセージに対して、ケア従事者が気づかなかったり、「いいえ、今日

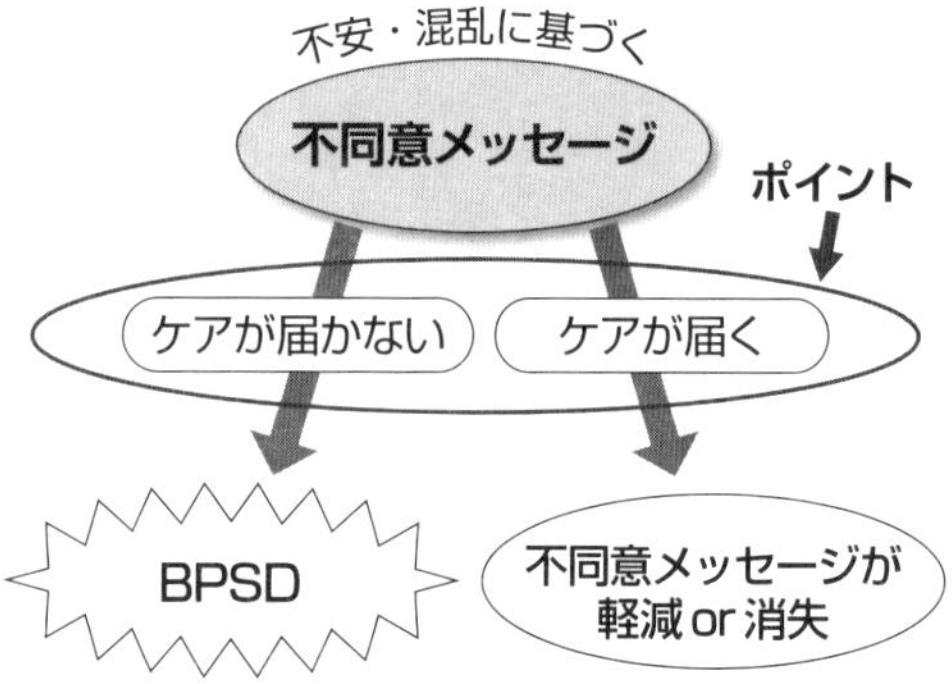
不安・混乱に基づく
不同意メッセージ
ポイント
ケアが届かない
ケアが届く
BPSD
不同意メッセージが
軽減 or 消失

図2-3　ケアが届くか届かないかがポイント

は風呂に入るんです」「先週入ってないんだから、今日は入っていただきます」という感じでさらに強制を強めてしまうと、ケアが届かなくなります。ケアが届かないということは相手にとって嫌なものでしかないので、それがさらにＢＰＳＤを悪化させてしまうという流れになると考えています。

ですから、何らかの不同意メッセージが出現したときに、ケアが届くか届かないかというのがポイントになってきます。ただし、これは、あくまでもケア従事者の関わりから生じるＢＰＳＤに対しての考え方になります。

### （3）徐々に低下するストレスの閾値モデル

もう一つ、「徐々に低下するストレスの閾値モデル（Progressively Lowered Stress Threshold Model）」というものを紹介したいと思います（**図2-4**）[*4]。これは、観

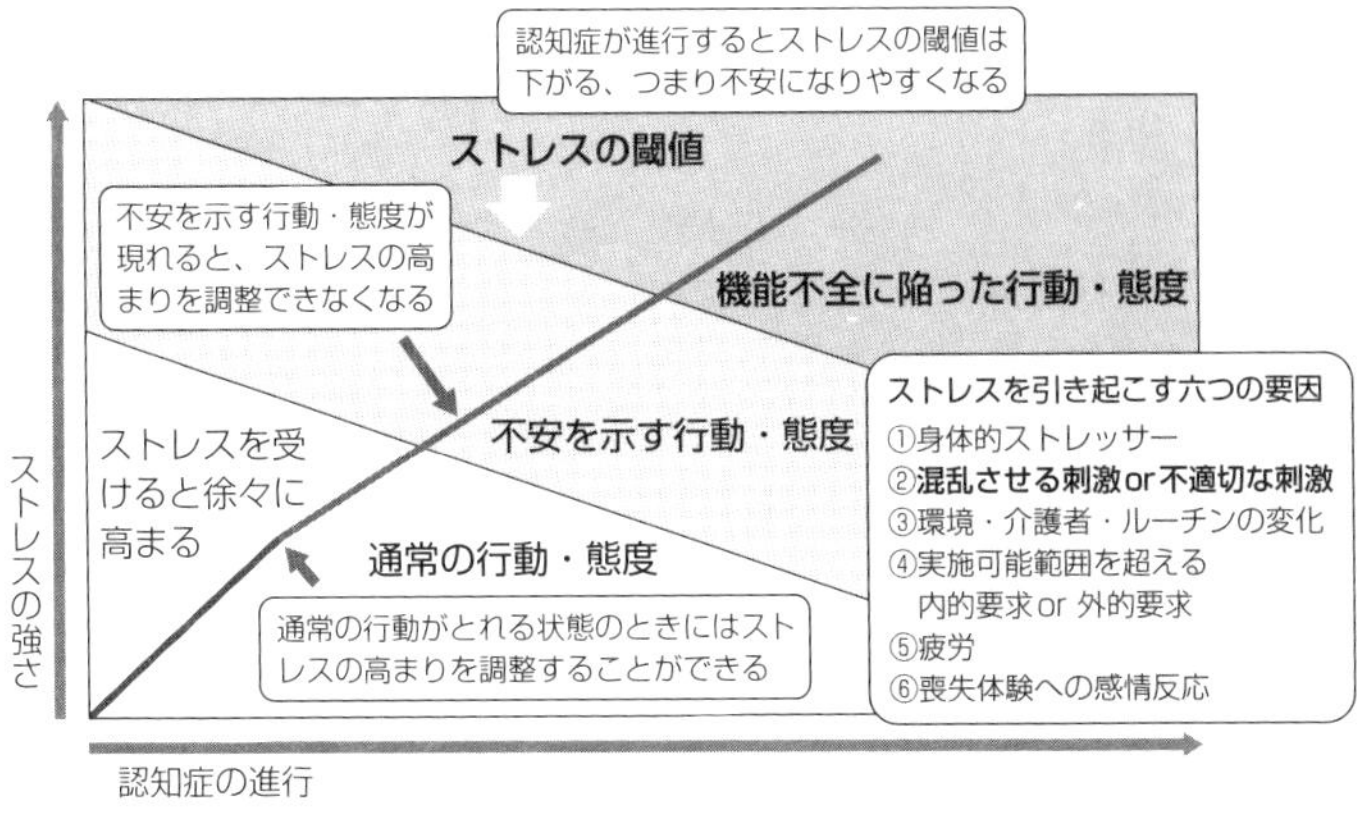


図2-4　徐々に低下するストレスの閾値モデル

察調査をしているときに読んで「なるほど」と思った論文で、認知症が進行するにしたがってストレスの閾値が下がるというものです。その理由として、認知症が進行すると対処できる事柄が減り、いら立ちやすくなることが考えられます。いろいろなことを理解したり、自分で行ったりすることができなくなると、ちょっとしたことで怒りやすくなるという考え方です。

ある程度ストレスを受けても、通常の行動・態度というエリアの範囲であれば、「イライラしたけど、我慢しよう」といった感じで、自分なりに落ち着かせることができると思います。けれども、ある程度ストレスがたまって、何らかの不安を示す行動や態度が出てきてしまうようなときには、そのストレスを抑えることが難しくなって、ストレスのレベルは高まっていく。おそらく横ばい状態になるときもあると思いますが、いったん閾値を超えてしまうとストレスを落ち着かせることができなくなってしまいます。怒鳴るほど怒った経験がある人なら実感があると思いますが、いったん怒りがMAXになると、その感情を抑えるのはとても難しいことです。「いい加減にしろ！」と怒り狂う状態になっているときに、感情をコントロールするのは難しいわけです。それはなぜかと言うと、閾値を超えているから。「もう家に帰るんだ！」と怒鳴る認知症の人について、「どうやったら落ち着くでしょうか？」という質問をよく受けるのですが、「その状態は閾値を超えているから、感情が落ち着くまでそっと見守るしかないですよ」というコメントになってしまいます。ですから、その前段階、ストレスがいっぱいいっぱいになる前段階のアプローチが大事ということになります。

この論文では、ストレスを引き起こす要因として、①身体的ストレッサー、②混乱させる刺激や不適切な刺激、③環境・介護者・ルーチンの変化、④実施可能範囲を超える内的欲求や外的欲求、⑤疲労、⑥喪失体験への感情反応、を挙げています。ケア従事者の強制的なケアというのは、おそらく、このうちの「混乱させる刺激や不適切な刺激」にあたります。「環境・介護者・ルーチンの変化」といったあたりも関連している可能性はありますし、食事や入浴などを無理に勧めると「疲労」にも影響します。やはり〝ケアする側の関わり〟というのは大きな要因の一つだと思います。

だからこそ、ＢＰＳＤが顕著になる前に不同意メッセージに気づき、ケアの方向性を変えることが、ＢＰＳＤの回避に役立つと考えられます。

## ＢＰＳＤへの移行・悪化を予防する

ここまで見てきたように、ケアスタッフが不同意メッセージに気づくことで、早い段階でケアの方向性を変えることができたら、ＢＰＳＤへの移行や悪化が回避できるのではないかと考えられるわけです。そこで、ＢＰＳＤが出現するメカニズムについて、もう少し詳しく見ていきましょう。

ＢＰＳＤの中には、ケアスタッフの度重なる〝指示〟によって生じるものがあります（**図2-5**）。実は、この指示というのが、先ほどの「徐々に低下するストレスの閾値モデル」の中にあった、混乱させる刺激、もしくは不適切な刺激にあたるものです。

例えば、施設に入所している人が午前中に入浴するというシーンから見ていきましょう。ス

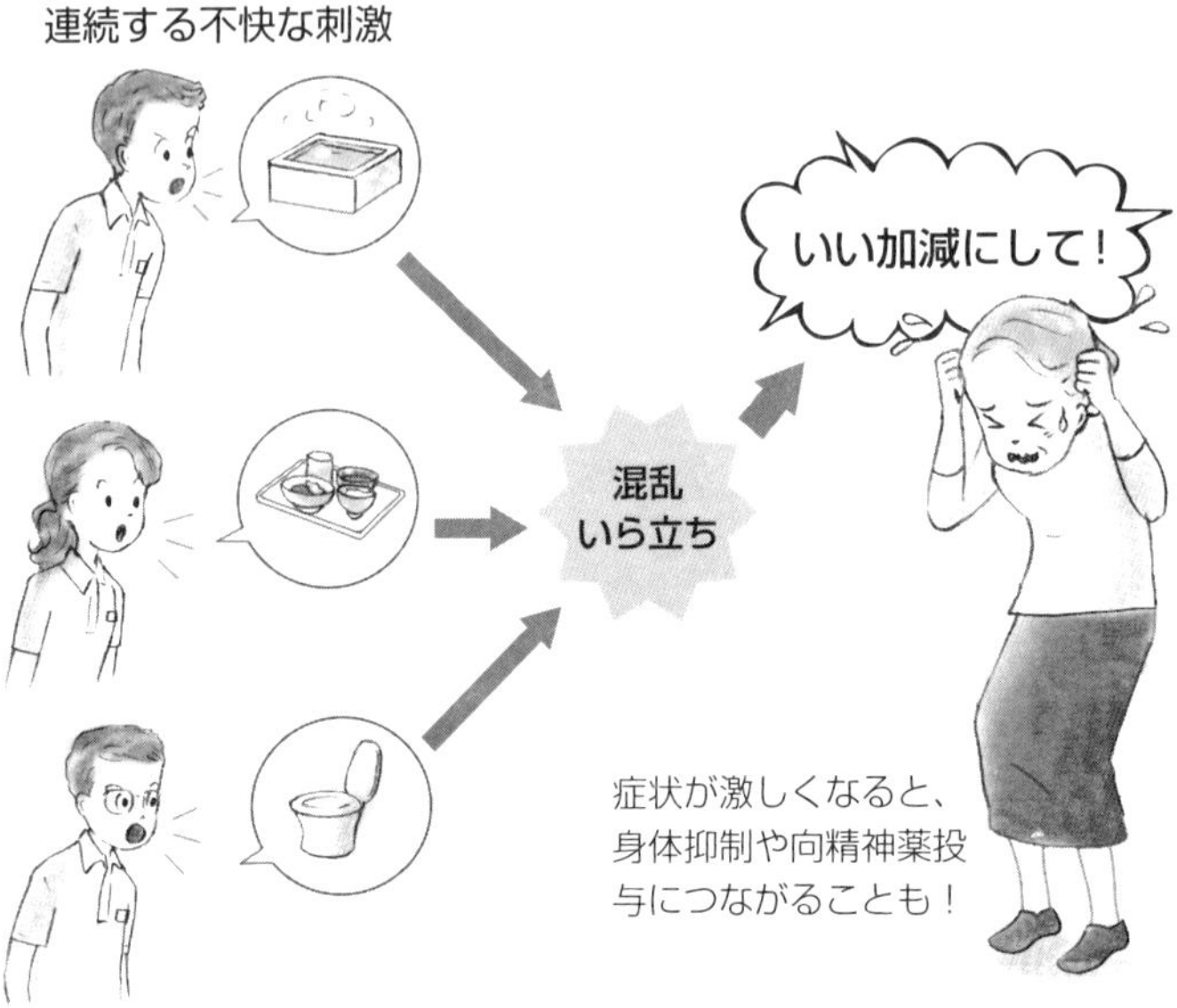
連続する不快な刺激
いい加減にして！
混乱
いら立ち
症状が激しくなると、
身体抑制や向精神薬投
与につながることも！

**図2-5　度重なる指示によるBPSDの悪化**
不快な刺激や混乱させる刺激が積み重なることでBPSDが生じることもある。関わりの中から生まれたBPSDは、関わりで改善する努力が必要になる。

タッフには「前回入ってないから、もう、今日は入ってもらわないといけない」というプレッシャーがかかっています。家族からは「お風呂に入れてください」と言われ、同僚からも「担当なんだから頑張って入れなさい」と言われているからです。そうすると、嫌がる認知症の人に対して、スタッフは繰り返し声をかけざるを得ません。認知症の人からすれば、スタッフから「今日は入りますよー！」「頑張りましょう！」「入りましょう！」と、〝今日こそは入りなさいよ〟という強いメッセージ性をもった言葉を延々言われ続けるわけです。「嫌だ」と言い続けると、次々といろいろな職員が来て、「風呂」「風呂」と言うので、仕方ない・・・と最後は従います。

なんとかお風呂に入って、気分もよくなったので、「まあ、いっか」という心持ちになりくつろいでいるところへ、今度は、昼ごはんの時間がやってくるわけですね。本人は「もう疲れたからいいよ」と言っているのに、スタッフからは「一口でいいから食べてください」と言われます。絶対に一口では終えるつもりはなく、必ず「もう一口」と追加するのに(笑)、スタッフはそう言ってしまうんですよね。

やっとの思いで、職員が納得するまで頑張って食べました。「ああ、疲れた、疲れた」と思っていたら、今度は「トイレに行ってください」と言われます。延々と指示の連続なわけです。つまり、介護が必要な認知症の人たちの生活というのは、スタッフによる〝命令〟がひっきりなしに続いている状態だといえます。ですから、ある程度は我慢していられるけれども、もう嫌だという我慢の限界を超えたときに、つまりストレスの閾値を超えたときに、「いい加減にしろ！」となります。「こんなところいられるか、帰る！」という帰宅願望などにもつながりやすくなります。だからこそ、こうした関わりの中から生まれてくるＢＰＳＤについては、私たちが関わり方を変えて改善する必要があります。

逆に、スタッフが関わり方を変えないでいると、スタッフの関わりによってBPSDを悪化させているにもかかわらず、認知症の人の問題と考えて、身体抑制や向精神薬の投与につながるケースもあります。

では、なぜスタッフは強制してまで日常的なケアを実施しようとするのでしょうか?

看護や介護の領域では、栄養、運動、清潔といったものが大事だと習います。その結果、「この病院(施設)におられる患者さんや入居者の清潔を保たなければいけない」と考えてしまいます。清潔保持や褥瘡を作らないことを「看護師(介護職)の力量」とし、強調する人もいますが、ここで注意しなければならないのが、スタッフがこうしたことに一生懸命になればなるほど〝強制〟が増えてしまうということです(図2-6)。こうしたケアを勧めるときには、本人が気持ちいいとか嬉しいといった感情をもたない限りは、ただの強制になってしまいます。ですから、もちろんこれらのケアは大事なのですが、清潔を保つことや褥瘡を作らないことだけを強調して頑張ってしまうのでは、認知症の本人にとっては別の苦痛をもたらすことを意識する必要があると思います。清潔ケアや褥瘡(予防)ケアの際に、本人が「嬉しかったな」「よかったな」と思えるための関わり方が重要です。

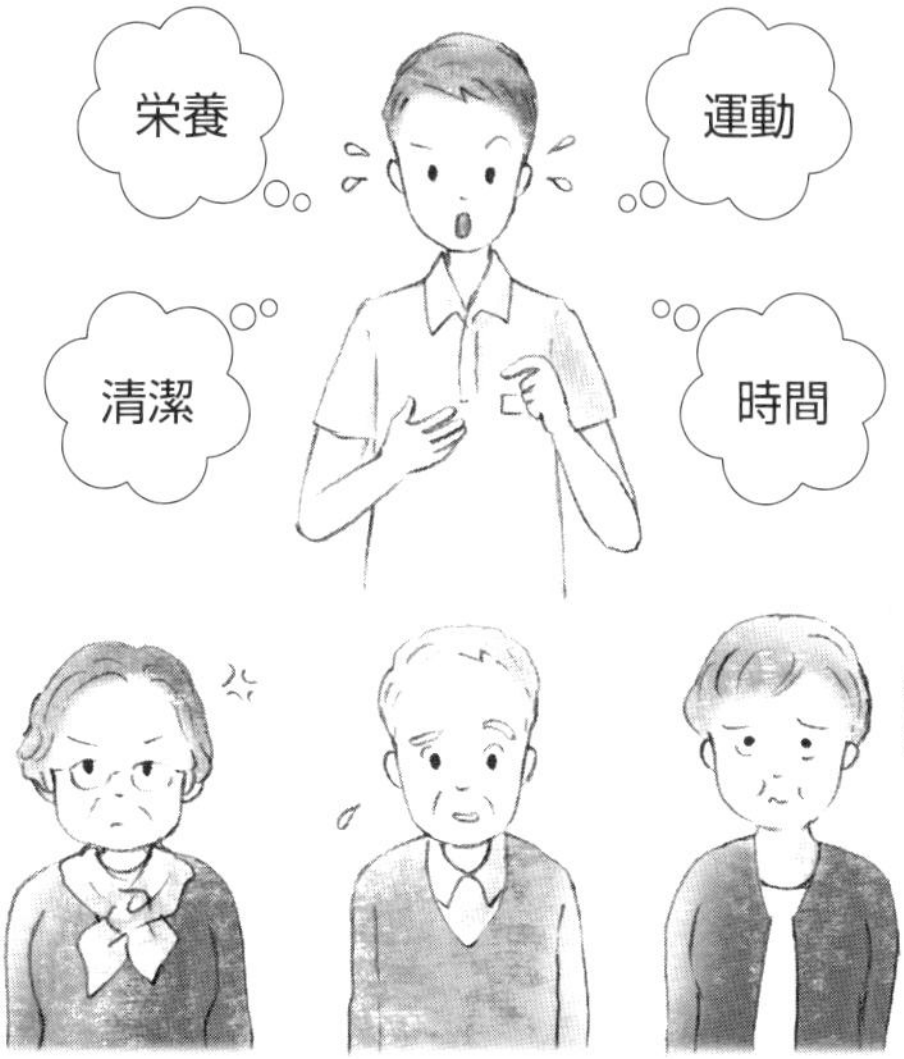


**図2-6　専門職の一生懸命さが認知症の人を追い詰める⁉**
「認知症の人は専門職が重要視するものに、いつまで縛られ続ける必要があるのか？」「人生最期の楽しみは？」「他の方法はないのか？」といったことについて議論することも大切である。

また、本当にそこまで強制すべきことなのかと、振り返って考えてみましょう。特に、認知症が進行すると、看取りケアになります。そうした最期の段階にいる人たちに、いつまで栄養バランスのことをしつこく言わなくてはいけないんだろうかということについて、職員の中で議論することも大事だと思っています。

## 五つの不同意メッセージ

BPSDの発現や悪化を防ぐためには、認知症の人の態度や言動を、「本人は本当は納得してないんじゃないかな?」「私たちは無理強いしてないかな?」などと注意深く観察して、発せられる不同意メッセージに気づき、柔軟に対応していくことが求められます。観察調査から、「服従」「謝罪」「転嫁」「遮断」「憤懣」の五つの不同意メッセージをまとめました(**図2-7**)[*1・5]。以下、順番に見ていくことにしましょう。

### (1) 服従

**図2-8**に示したのは、デイサービスでよく見られる場面です。デイサービスの車が到着して、利用者の皆さんが玄関に入ってきます。そこで、職員が「靴を下駄箱に入れてください」と言うと、よく、靴を抱えて握りしめている人がいます。手放したくないわけです。けれども、「ここに入れてください、名札つけてるから大丈夫ですよー」などと言われ、必ず、下駄箱に入れることになります。それで、まあ仕方がないと靴を預けます。

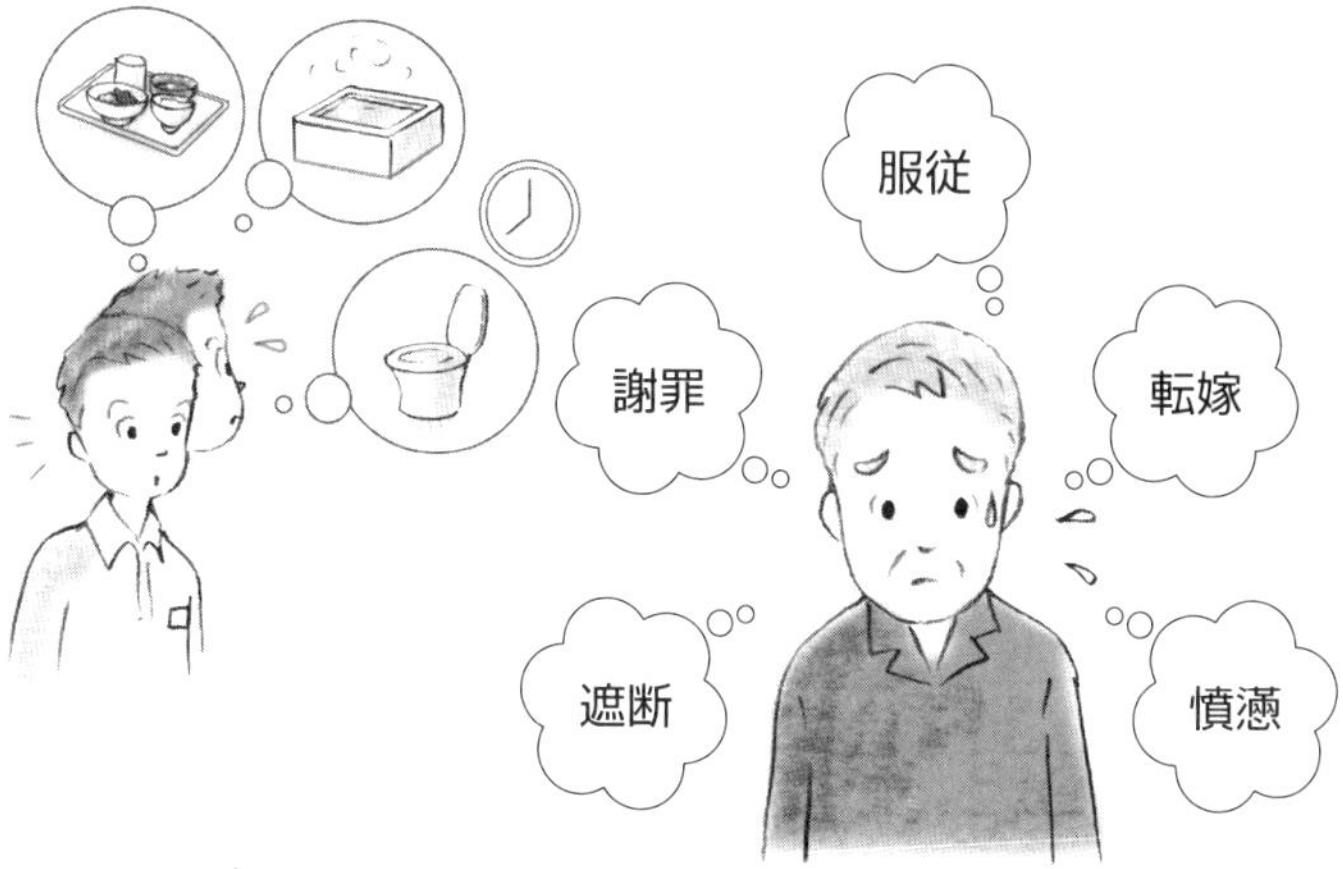


**図2-7　観察調査から見つけた五つの不同意メッセージ**
専門職の関わりが嫌なとき、認知症の人は懸命にメッセージを示している。

そうすると、次は、「上着を脱いで、ここにかけてください」と言われます。本人は、またギューっと上着を握りしめます。本人は手放したくないんです。けれども、やはり「名札をつけますから」とか「皆さんもかけていますから」などと言われて、預けさせられてしまいます。本当は預けたくないのに、職員に服従するわけです。

それで、やれやれと思っていると、今度は、「カバンをロッカーに入れてください」と言われます。もう、身ぐるみはがされていく感覚です。第1章でふれた「認知的共感」をすれば、本人の感覚としては、まだまだ警戒心いっぱいの世界の中で、身につけているものを1枚ずつはがされていって

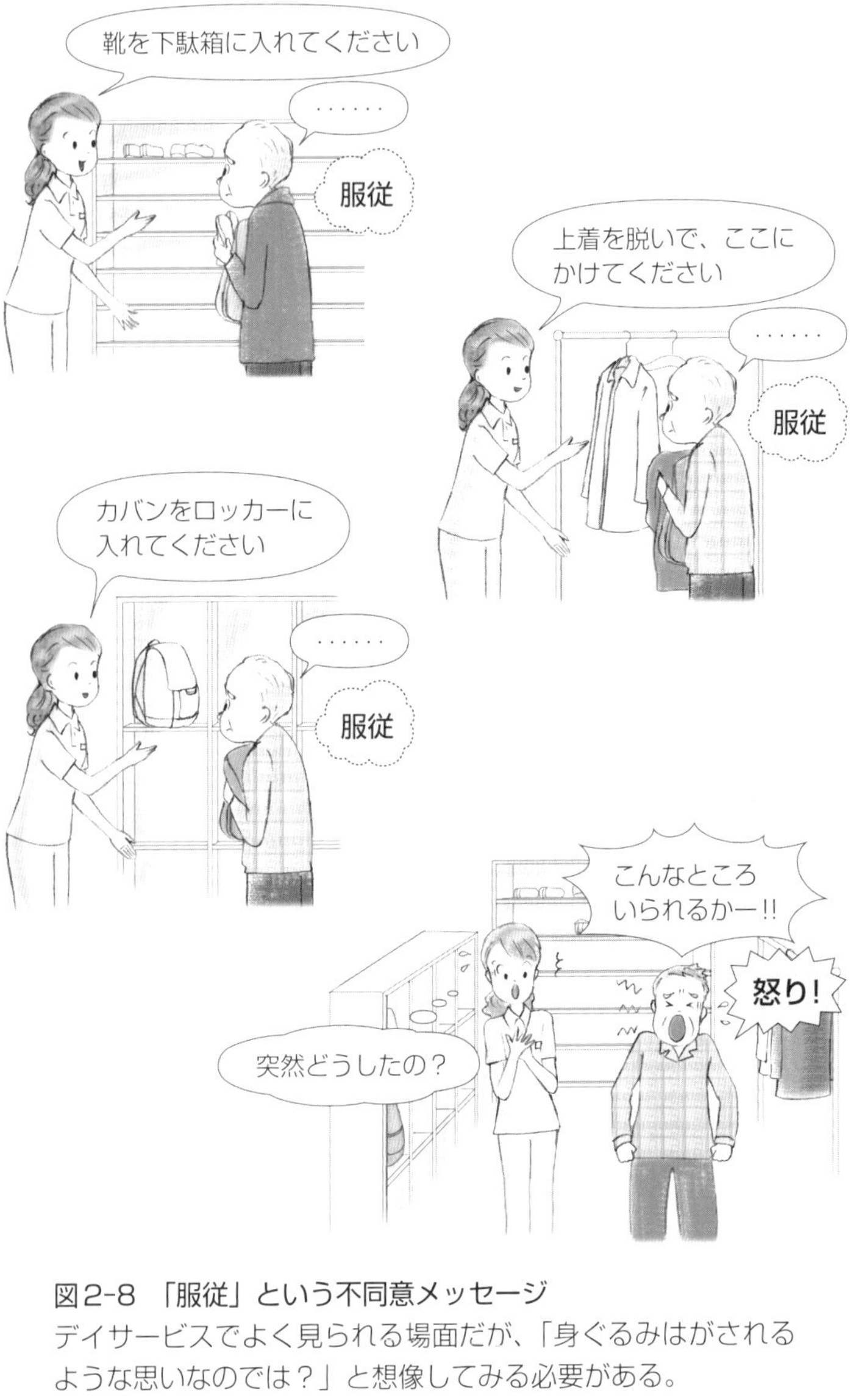
靴を下駄箱に入れてください
……
服従
上着を脱いで、ここに
かけてください
……
服従
カバンをロッカーに
入れてください
……
服従
こんなところ
いられるかー!!
怒り!
突然どうしたの？

図2-8 「服従」という不同意メッセージ
デイサービスでよく見られる場面だが、「身ぐるみはがされるような思いなのでは？」と想像してみる必要がある。

○自分の気持ちとしては「**やりたくない**」のに、
職員が熱心に勧めるので「**仕方なくやる**」。

○職員は予定通りにできたことで問題視せず、
別の場面でも繰り返し熱心に勧めてしまう。

↓

認知症の人は、自分の意思と反したことを強いられ続け、
我慢の限界を迎えて、怒り出したり落ち込んだりする。

**図2-9　「服従」という不同意メッセージに隠されているもの**

いるわけです。けれど、ここでも一応、服従し、預けました。でも、カバンは長い人生において財布など大切なものを入れてきたものですから、やっぱり気になるわけです。それで、結局のところ、預けた荷物が気になって「こんなところ、いられるか！」と言い出し、「帰る！」と、帰宅願望などにつながってしまいます。

ですから、認知的共感はとても重要で、ケア従事者が施設のルールを優先しすぎると、本人が嫌な感覚を抱き、その連続的経験がＢＰＳＤの悪化につながることを理解していただきたいと思います。

このように、「服従」という不同意メッセージには、「やりたくないけれども仕方なく職員に合わせる」という不満の気持ちが隠れていることがわかります（**図2-9**）。観察調査をしていて気づいたのですが、実は、職員よりも認知症の人たちのほうがよっぽど我慢しています。職員のほう

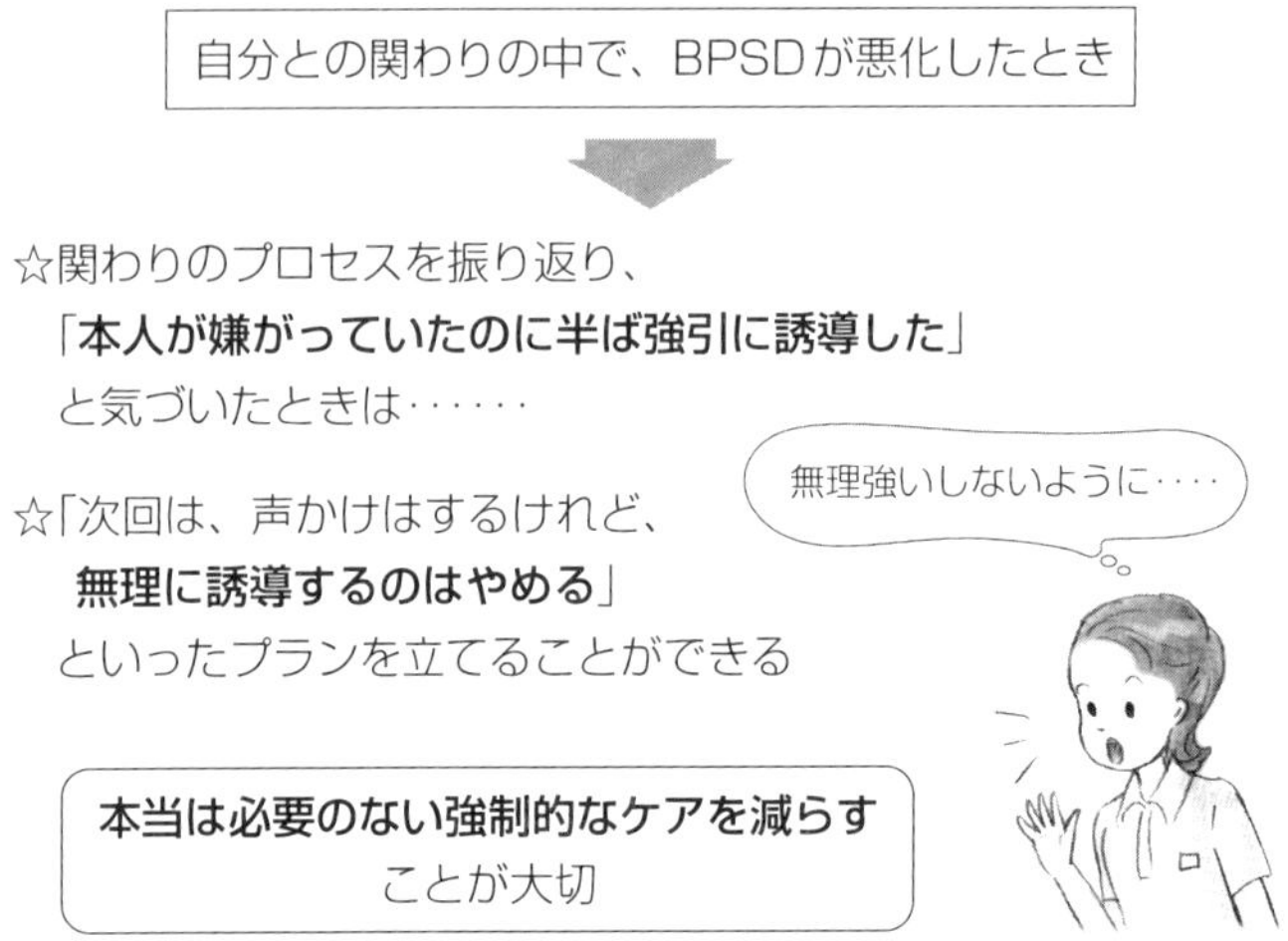
自分との関わりの中で、BPSDが悪化したとき
☆関わりのプロセスを振り返り、
「本人が嫌がっていたのに半ば強引に誘導した」
と気づいたときは……
☆「次回は、声かけはするけれど、
無理に誘導するのはやめる」
といったプランを立てることができる
無理強いしないように……
本当は必要のない強制的なケアを減らす
ことが大切

図2-10　「服従」への気づきと対応

が、スケジュールに合わせて、あまり我慢することなく自分の意図を優先しています。本人としては、しつこく勧められて、自分の意思と反することを何度も強いられることで我慢の限界を超え、BPSDが悪化するということです。

この「服従」に気づいたとき、どのように対応すればよいのかというと、職員が自分の関わりを振り返るということがとても重要になってきます（図2-10）。自分との関わりの中で、症状が悪化した、態度が悪くなっていったと気づいたときに、客観的に振り返ってみてください。そのときに、本人が嫌がっていたのに半ば強引に誘導したなと感じた場合には、この次は、声はかけるけれども無理に誘導するのはやめる、というようなプランを立てることができます。そうすることで、本人にとって本当は必要のない強制的なケアを減らすことができるのではないかと考えています。

例えば、靴を手放したくないなら、ビニール袋に入れて持っていてもらうことができます。また、アクティビティへの参加を嫌がるときは、そのアクティビティを本当にやらなくてはいけないのか、考え直してみてください。見ているだけでもいい、部屋から出てきただけでも十分、というような考え方もあるのではないかと思います。

### (2) 謝罪

小物を作るなどのアクティビティで職員が「一緒に作りましょう」と声をかけたとき、本人が「私はいいわ」と言うのに、職員が「そんなこと言わずに」と強く勧めるようなやりとりの末に、できないことに直面して本人が「すみません。こんなこともできなくて」と謝ることがあります（図2-11）。アルツハイマー型認知症で謙虚な性格の女性に多く観察されました。

実は、そうしたとき、本人は自分の動きに自信をなくしていて、「そういうの苦手」「やりたくない」と事前に明確に言っています。これは失行や失認が影響していることが多く、日々の動作の難しさから、本人にはできないことに対して「苦手」という意識があります。だから「いいで

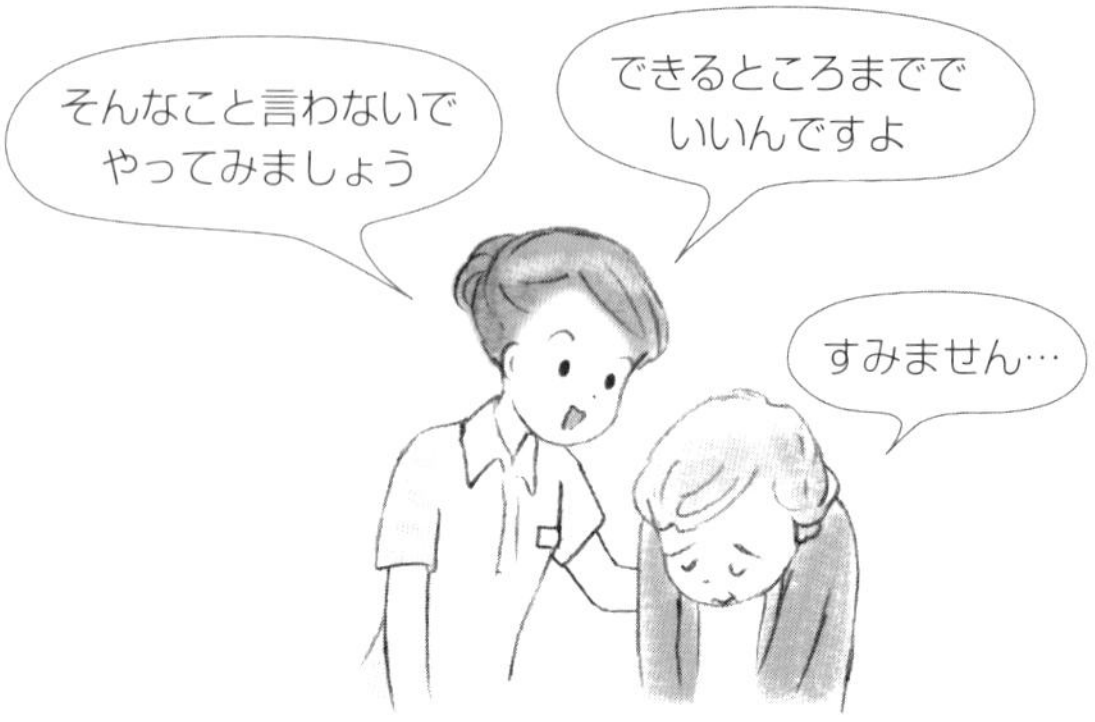
そんなこと言わないで
やってみましょう
できるところまでで
いいんですよ
すみません…

「そういうの苦手」「やりたくない」と表現しているのに、職員に強く勧められて仕方なくやる

↓

簡単なことが〝できない〟ことに直面して落ち込む

**図2-11　「謝罪」という不同意メッセージ**
性格がおとなしいアルツハイマー型認知症の女性で、失行・失認のある人によく観察される。

す、いいです」と事前に断わるわけですが、今はできるだけ自分でやってもらうという方針（自立支援）があるために、「できるところまででいいんですよ」といった声かけのもとに、どうしても頑張らせてしまいます。そうすると、結局のところ、できないことに直面して、「すみません、こんなこともできなくって」と謝らなければならない状況に置かれてしまいます。

　このように、できないことについて謝る人は結構います（**図**

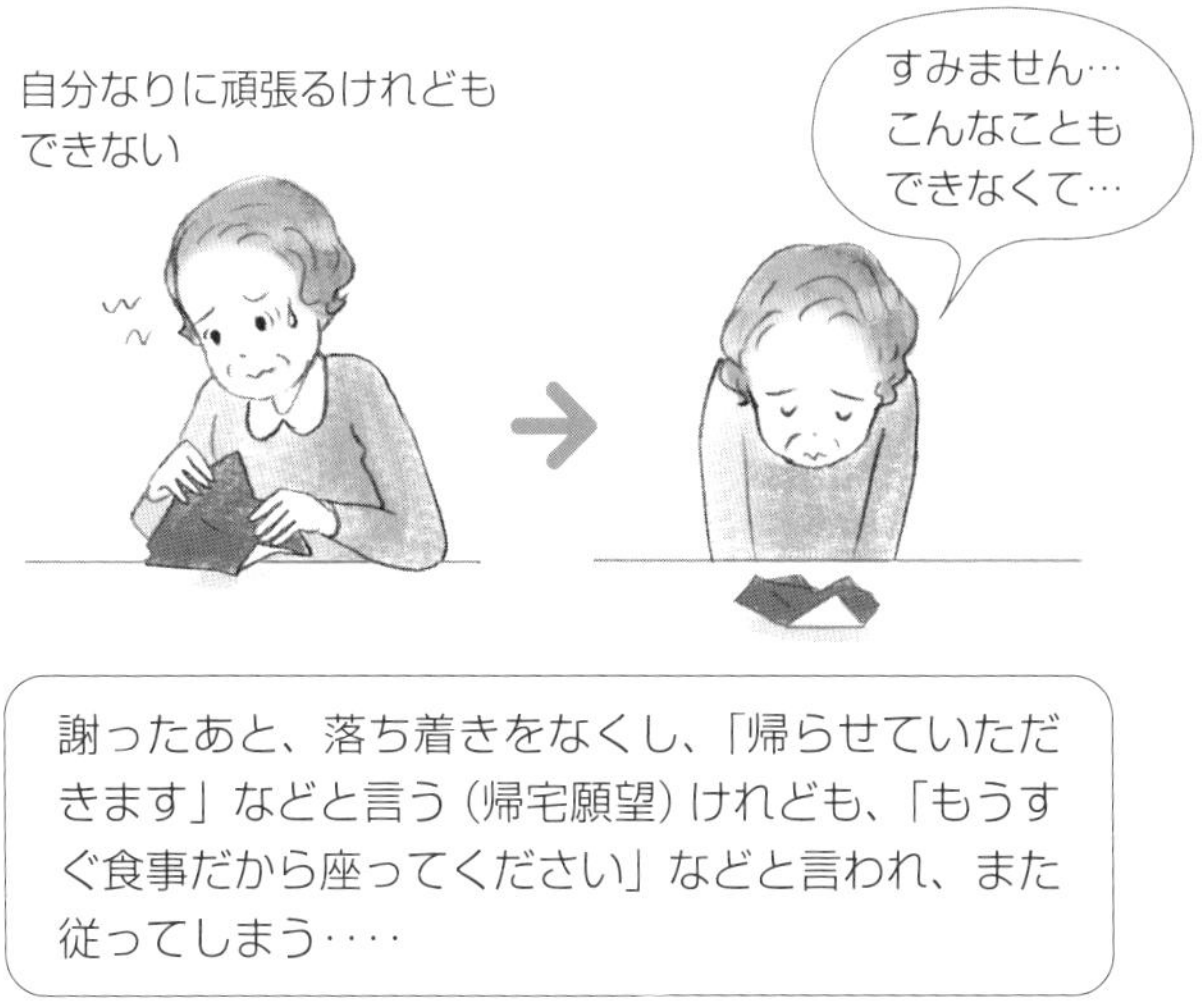
自分なりに頑張るけれども
できない
すみません…
こんなことも
できなくて…
謝ったあと、落ち着きをなくし、「帰らせていただきます」などと言う（帰宅願望）けれども、「もうすぐ食事だから座ってください」などと言われ、また従ってしまう‥‥

図2-12　落ち込んだときに現れるのが「謝罪」

2-12）。ただ、謝られてもケアする側は困らないわけです。だから、軽い気持ちで「いいんですよー、できるところまでやっていただければ」と言ってしまいます。けれども、この「できるところまで」というのは、かなり残酷な言葉なんですね。筆者自身もよく言っていました。ただ、あとで気づいたのは、この言葉は「できないのがわかるところまでやれ」ということなんです。失行・失認の症状というのは日々違います。調子がよいときはできるし、調子が悪いときはできない。どこまでできるかなんて、ケアする側は把握しようがありません。だから、「できるところまででいいんですよ」と言うことは、「ああ、ここからはできないのね」とケアスタッフがわかるところまでやれ、ということなんですね。そうすると、本人は失敗経験をどんどん積み重ねていくことになる。なかには謝罪の繰り返しによって、うつ症状が出てきた人もいました。

こうしたときの対応方法については、次の「転嫁」という不同意メッセージへの対応と同様になりますので、のちほど説明します。

## (3) 転嫁

「転嫁」という不同意メッセージは、前項の「謝罪」と同様に、失行や失認の症状のあるアルツハイマー型認知症の人に観察されますが、気丈な性格であるために、「できない」と人に言えない、弱音を吐けないタイプの人に多く認められました。

例えば、箸と茶碗の持ち方がわからなくなり、手づかみで食べて近くの席の利用者から責められたときに、「今日のご飯がおかしい、私のせいじゃない」と言ったり、折り紙を折れないときに「紙がかたい」と言ったり、服をうまく着れないときには「この服が変」と言います。また、身体失認という症状なのですが、自分の手の動きの悪さについて、「この手は姉の手なんだけど、言うことを聞かないの。姉は昔からわがままなの」と言いながら自分の腕をたたく人もいました

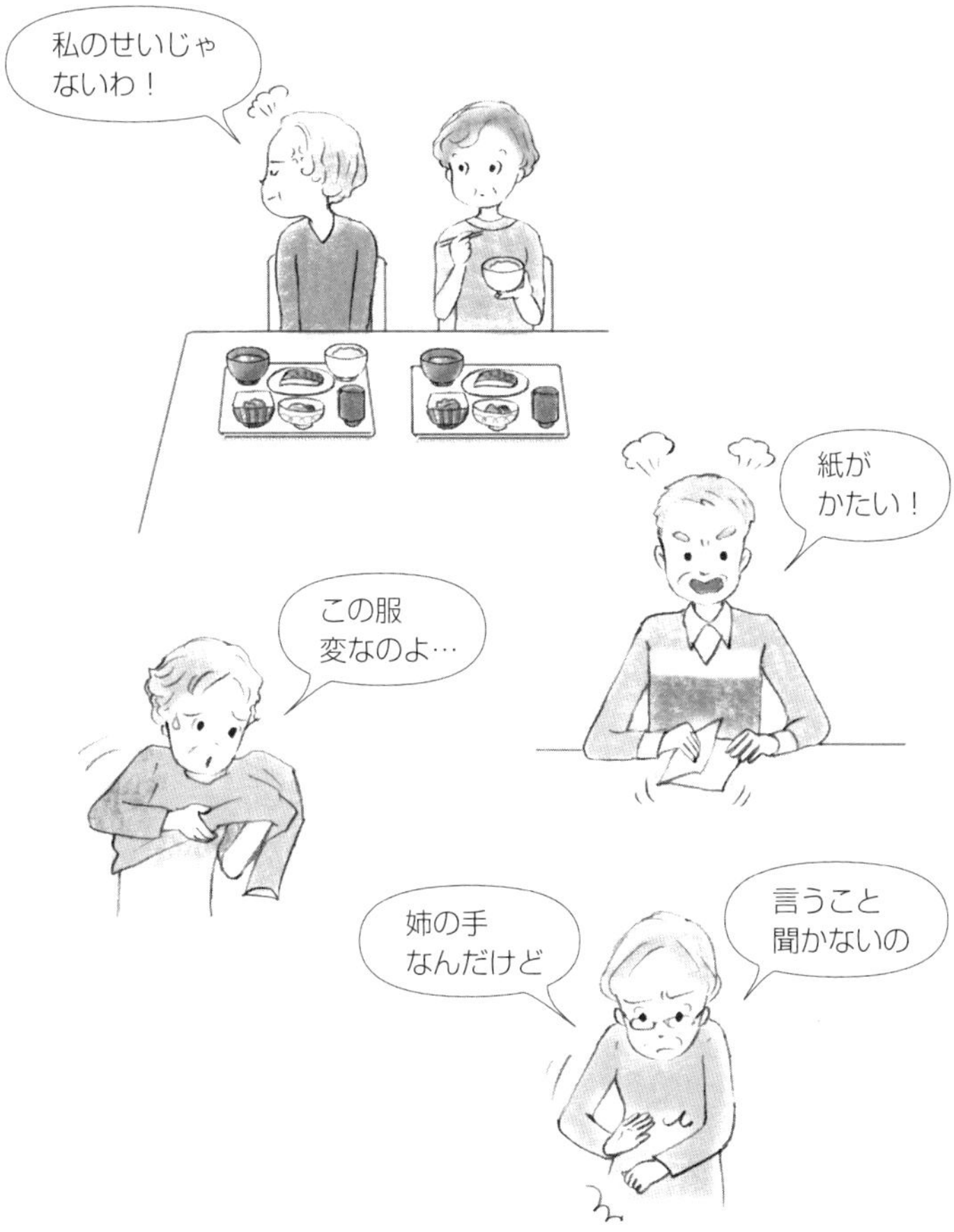
私のせいじゃ
ないわ！
紙が
かたい！
この服
変なのよ…
姉の手
なんだけど
言うこと
聞かないの

図2-13　「転嫁」という不同意メッセージ
自分のせいではない、ほかの人や物のせいだと主張する。アルツハイマー型認知症で失行・失認があり、性格が気丈な人によく観察される。

（図2-13）。

何かをできない場面で、自分の責任として語る「謝罪」に対して、気丈な人たちは物や他者のせいにしているわけです（「転嫁」という不同意メッセージ）。ただ、よく観察していると、どの人も必死で、自分でやってみようと努力していることがわかりました。なんとかしようと自分なりに頑張るのだけれども、どうしても思うように手足を動かせず、求められていることができないという状況に対して、その責任をほかの人や物に転嫁することで、自分の気持ちを保とうとしているのではないかと思います。

謝罪や転嫁が認められたとき、つまり、失行や失認といった本人の機能の問題によって、ある行為の遂行が難しそうだなと思ったとき、例えば、食べ方がわからず混乱している場面では、「あ、箸の並べ方がよくなかったですね、すみません」と私たちの責任として語ってみます（図2-14）。そうして、右手に箸、左手に茶碗をそっと渡すと、「そうなのよー」と言いながら茶碗を持って普通に食べられる人がいます。折り紙をうまく折れずに「この紙がおかしいんだ！」と怒っている人を見かけたときであれば、「今日の折り紙、安いのかも。施設長にいいのを買ってくれるよう言いますね！」とユーモアをこめて伝えると、結構落ち着いたりします。それから、服を着られないという着衣失行の場合は、落ち着いているときは着られるのですが、少し混乱す

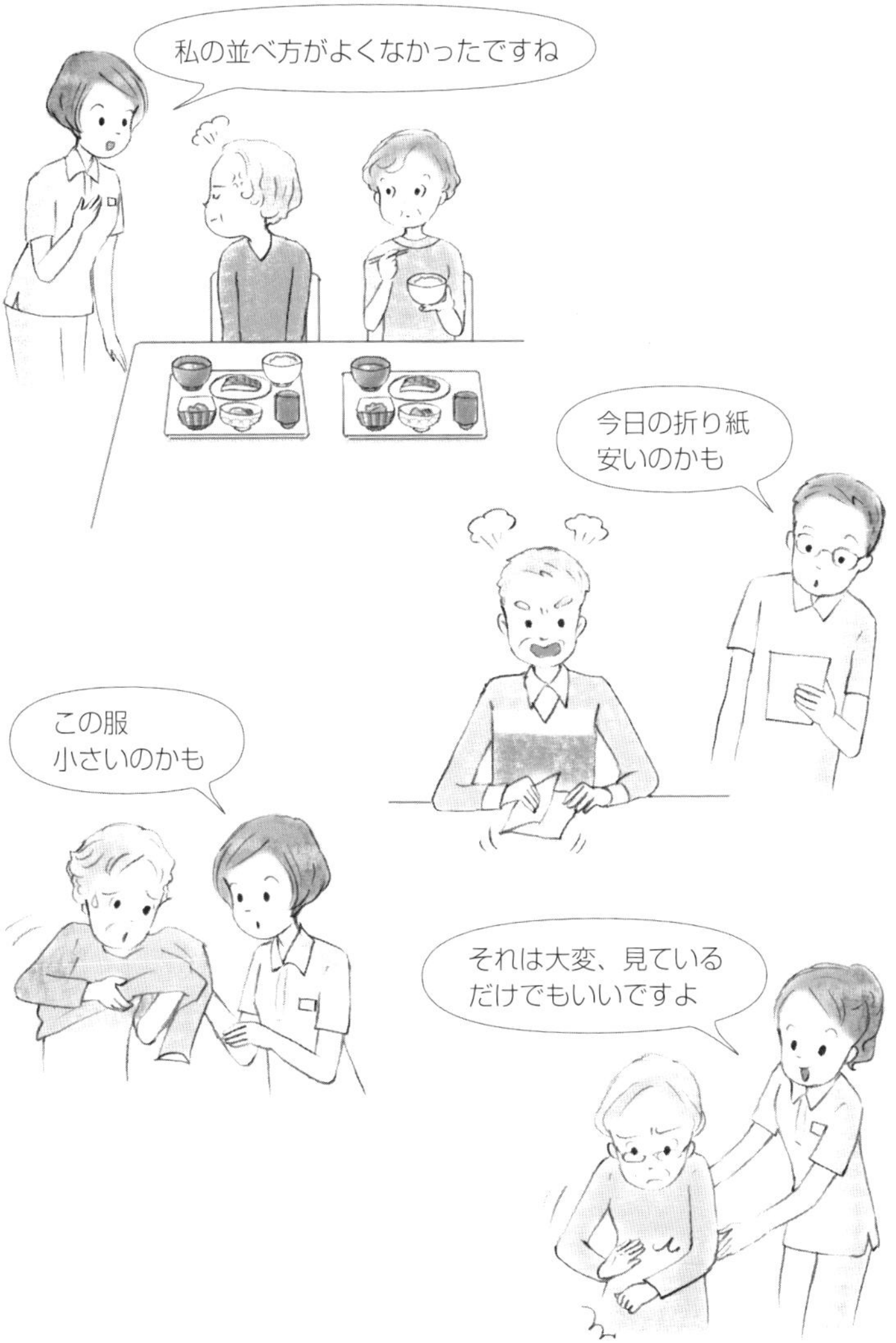
私の並べ方がよくなかったですね
今日の折り紙
安いのかも
この服
小さいのかも
それは大変、見ている
だけでもいいですよ

図2-14　「転嫁」「謝罪」への対応
「責任転嫁を手伝う」ことがポイントとなる。

ると、例えば、ボタンをかけられないとか、うまく袖を通せないことがあります。そういうときには、「この服が小さいのかもしれませんね」と言って、「じゃあ、もうちょっと着やすい、こちらのはどうですか？」と提案すると、「そっちがいいわよ」と言って乗ってきてくれたりします。また、身体失認があって、「この手、姉の手なんだけど、言うこと聞かないの！」などと、自分の体が自分のものではないと言うようなときには、「それは大変、見ているだけでもいいですよ」と言って、発言は本人の言い分として十分に受け止めて、ケアスタッフのほうでフォローしていくということがあればよいかと思います。

## (4) 遮断

「遮断」という不同意メッセージは、血管性認知症の男性で、気の短い、他者との関わりが苦手な男性に多く観察されました。基本的に、職員の声かけに対して、寝たふりや聞こえないふりをします(図2-15)。観察調査を行っていると、集中してテレビを見ていたのに、職員の気配を察知して、すっと瞼を閉じて寝たふりをする人や、声をかけられたときに聞こえないふりをして逆の方向を向く人がいました。この寝たふりの技術は素晴らしいもので、職員が近づいてくるのを察知した途端に微動だにせず、瞼だけを閉じて、どんな問いかけにも一切反応しない、本当に

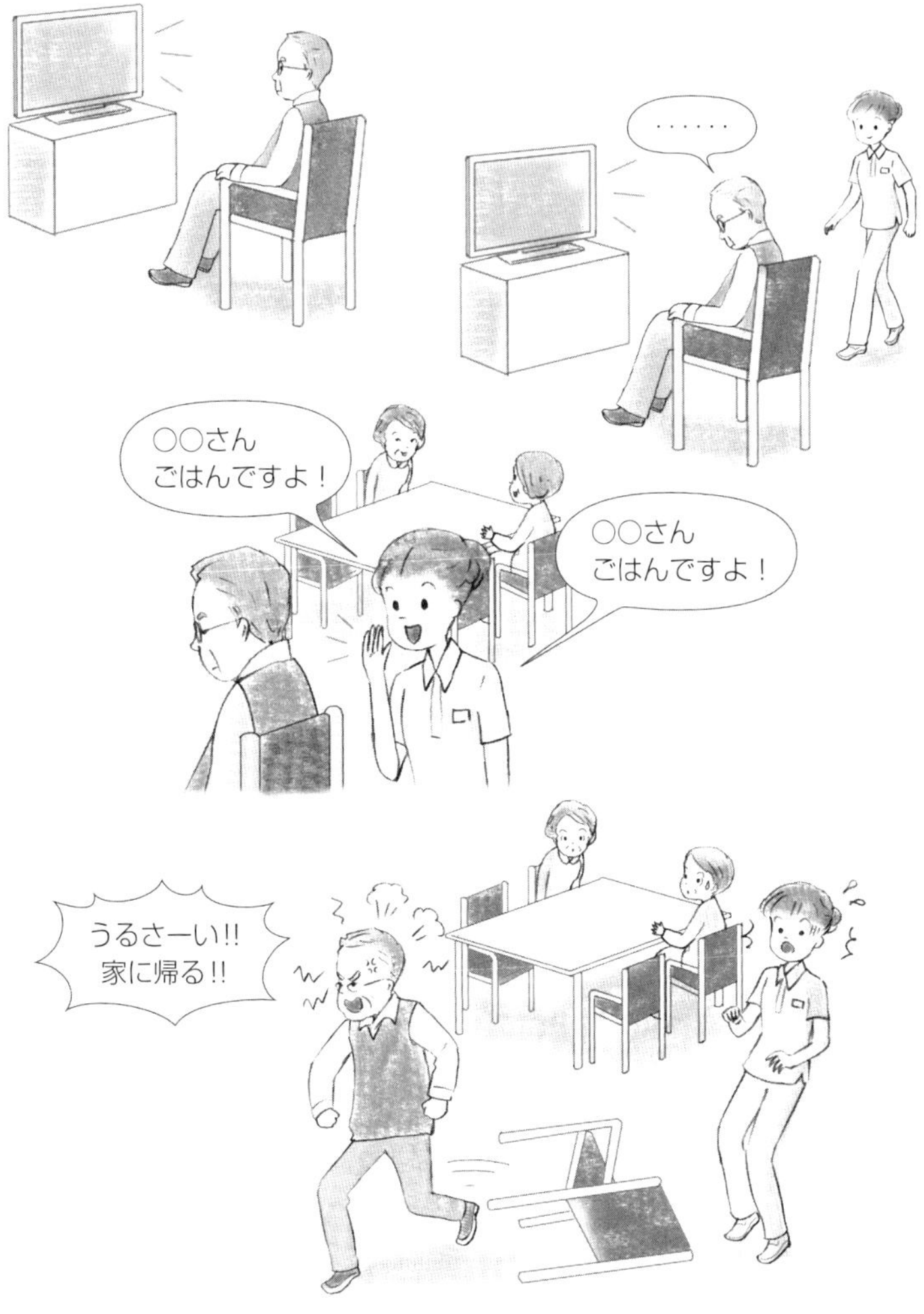
……
○○さん
ごはんですよ！
○○さん
ごはんですよ！
うるさーい!!
家に帰る!!

図2-15　「遮断」という不同意メッセージ
職員の声かけに、寝たふり・聞こえないふりをし、しつこく声をかけられると怒り出す。気の短い、他者との関わりが苦手な男性に多い。

寝ているように見せる技術を身に着けている人が何人もいました。毎日行っているので、技術が磨かれるのだろうと思います（笑）。

ただ、こうした行動は、「（今は声をかけてほしくない…）」という心の声の表れではないでしょうか。他者との関わりが苦手であるため、言語で丁寧に説明できないからこそ、行動や態度で表現している可能性が高いと考えられます。しかし、職員は、何らかの用件があって声をかけるので、かなりしつこい声かけを行ってしまいます。すると、「うるさい！」と言って怒り出したり、「家に帰る！」と言って玄関に向かって歩き出したりする行為につながります。

寝たふりや聞こえないふりも、本人からのメッセージととらえることができれば、本当に今、声をかけなければならないのか、今、誘導しなければならないのかを考えるきっかけになると思います。「もう少しあとでもいいか…」と思えるものであれば、そっと場所を離れて振り返ってみてください。普通に目を開けてテレビの続きを見ているのを観察できるかもしれません。「やっぱり起きてたんだ」とわかれば、それはやはり〝今は声をかけないで〟というメッセージだと確信することができます。それによって、怒鳴ったり、「家に帰る！」と言うようなＢＰＳＤを回避することもできるわけです。

遮断の不同意メッセージ（寝たふり・聞こえないふり）が認められた場合は、急ぎの用件でな

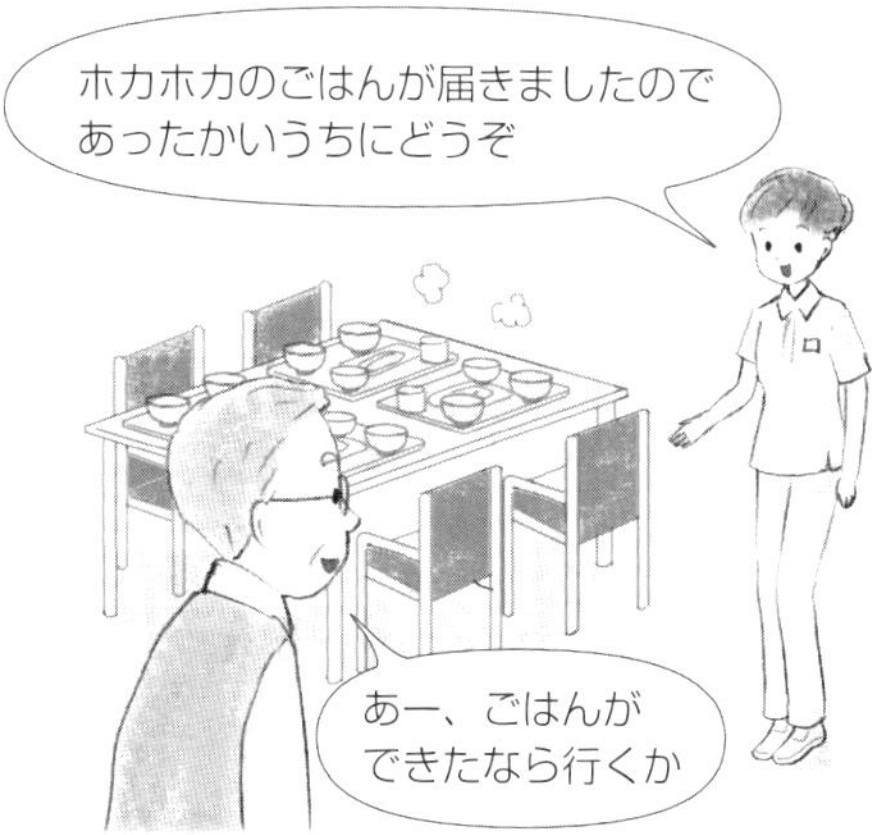
ホカホカのごはんが届きましたので
あったかいうちにどうぞ
あー、ごはんが
できたなら行くか

**図2-16 「遮断」への対応**
早めの声かけや誘導を減らし、食事の用意ができてから声をかけるようにする。待たせない環境を整えることが重要になる。

ければ、いったん場所を離れることが大切です。また、特に食事への誘導の際には、配膳されてから、「お食事の用意ができましたので温かいうちにどうぞ」と声をかけるようにしましょう（図2-16）。食事前、早々にテーブルに誘導する施設が多いのですが、遮断のタイプの男性にとっては、配膳前の手持ち不沙汰な環境で、周りの高齢者の話をじっと聞かなければならないのは精神的につらいようです。食事が用意できていると聞けば、さっとテーブルに行き、さっと食べて、さっと元の席に戻ってくれます。本人にとっても職員にとっても、負担の少ない誘導を考えましょう。

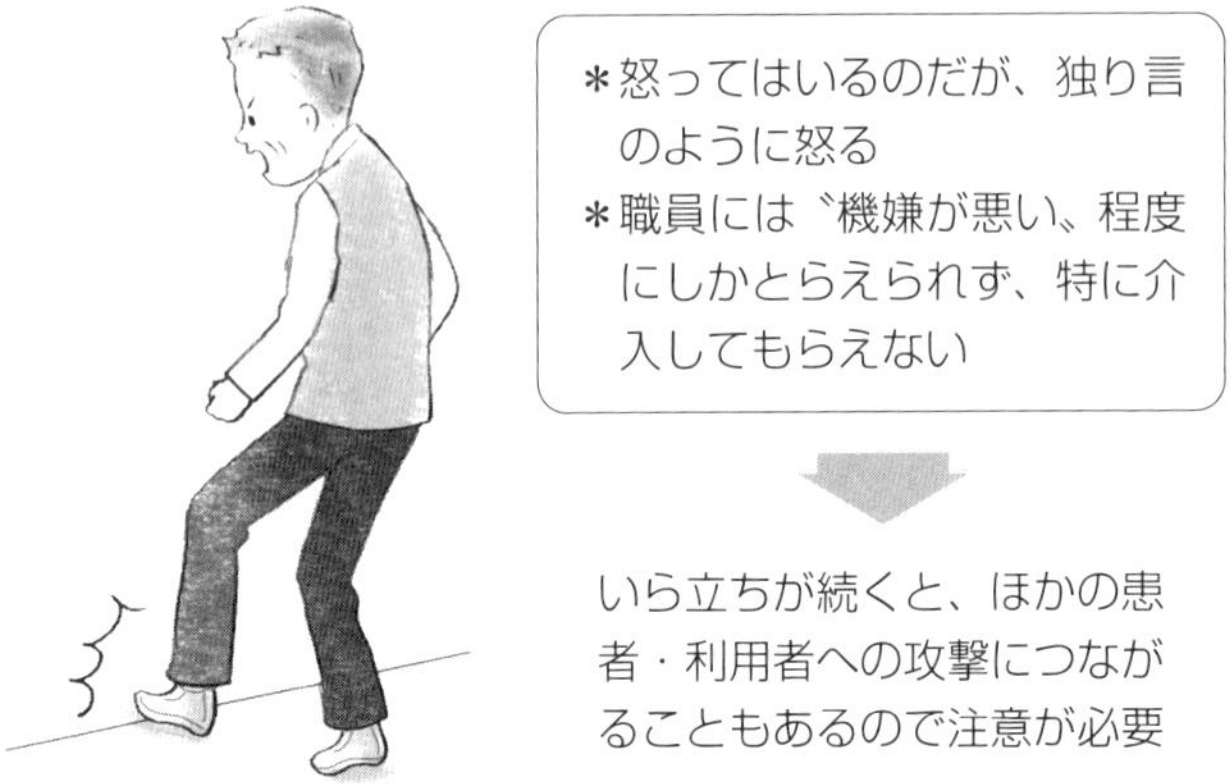
＊怒ってはいるのだが、独り言のように怒る
＊職員には〝機嫌が悪い〟程度にしかとらえられず、特に介入してもらえない
いら立ちが続くと、ほかの患者・利用者への攻撃につながることもあるので注意が必要

図2-17　「憤懣」という不同意メッセージ
他者との関わりが苦手な、気の短い男性に多い。

### (5) 憤懣

「憤懣」という不同意メッセージも、他者との関わりが苦手な血管性認知症の男性に多く認められました。遮断のタイプの人よりもさらに気が短い印象があります。

憤懣のタイプの人は、日頃から寡黙なので、何にいら立っているのかを本人が説明してくれることはほぼありません。観察調査を行っていると、周りの利用者の声がうるさい、自分の食事がなかなか来ない、トイレ誘導が頻繁で面倒、職員が話しかけてくる声が大きい、などの場面で憤懣が認められました。憤懣とは、独り言のように怒り、壁を蹴るなどの動作に至ることもあるのですが、職員に向かって怒るわけではないので、職員の立場からは、「今は機嫌が悪いんだな」という認識にとどまり、そっとしておくという対応が優先されていました（図2-17）。しかし、憤懣が現れているところにほかの高齢者が近づくと、その高齢者に対して怒りがぶつけられることもあったので、何らかの介入が必要と考えられます。

ただ、職員が「どうされましたか?」などと大きな声で話しかけると、激怒する人もいたので、介入する際には注意が必要です。

6年にわたる観察調査において、憤懣への対応方法を見つけるのが最も難しかったのですが、とても若い男性の介護職員が見事な対応をしていました。その男性職員は、日頃から言語による誘導が苦手な様子で、周りの職員から「ちゃんと言葉で説明しなさい」などと注意されることが多かったのですが、観察していると、彼は遮断や憤懣への対応が最も上手でした。

対応の一例を紹介しますと、自分が休憩時間にたばこを吸いに中庭に行くとき、憤懣の状態にある男性利用者に近づき、無言で顔を覗き込むようにしていました。そして、図2-18のように指にたばこをはさむジェスチャーをして見せて、中庭を指さしました。すると、利用者はブツブツ文句を言いながらも中庭についていき、一緒にたばこを吸っていました。その際、利用者は、ドアを開けてもらったり、たばこを手渡してもらうときに、右手を顔のあたりまで持ち上げて「ありがとう」のサインを毎回出していました。筆者は中庭を見渡せるガラスにへばりついて二

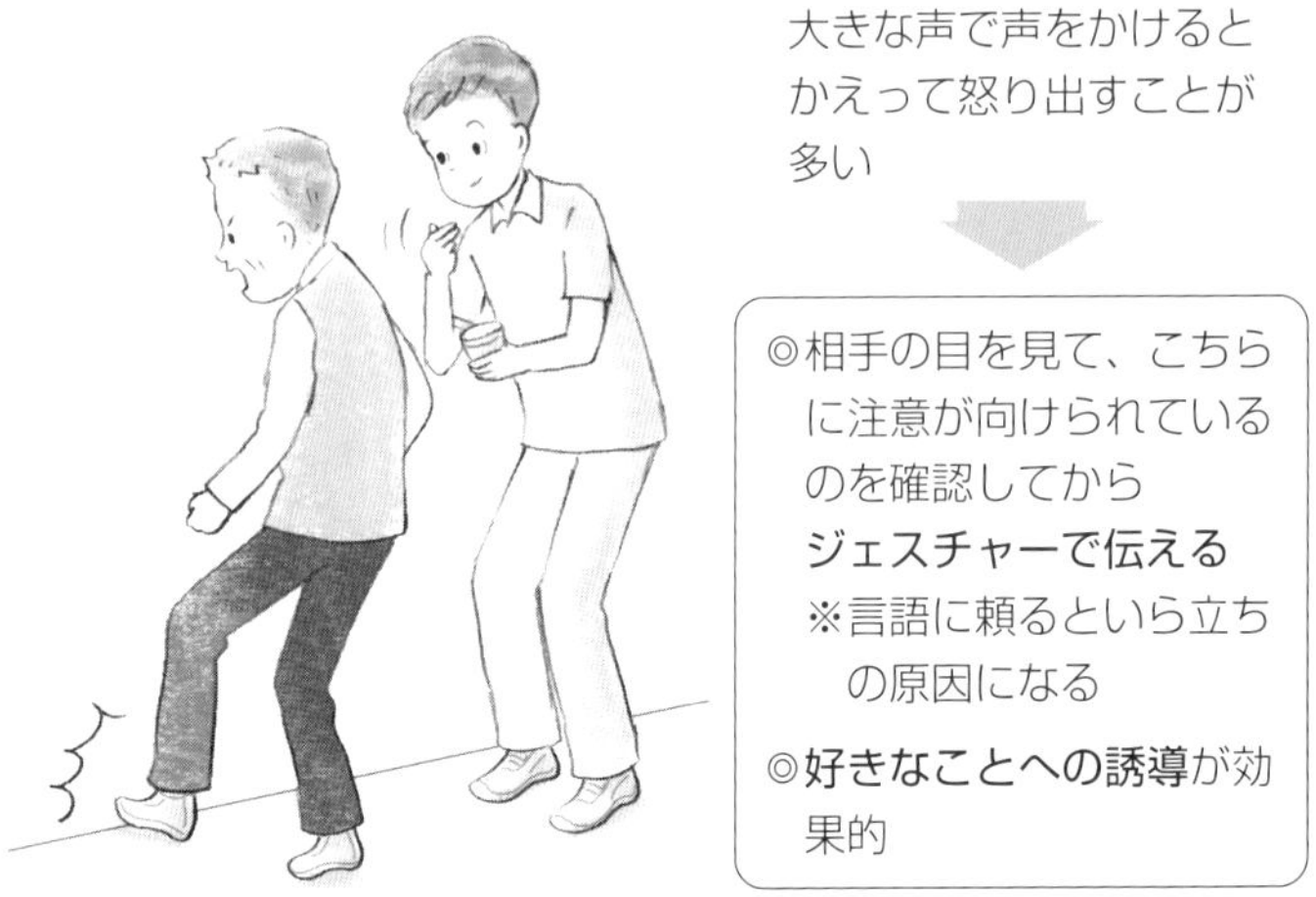
大きな声で声をかけるとかえって怒り出すことが多い
◎相手の目を見て、こちらに注意が向けられているのを確認してから
**ジェスチャーで伝える**
※言語に頼るといら立ちの原因になる
◎**好きなことへの誘導**が効果的

図2-18　「憤懣」への対応

人の様子を観察していたのですが、二人とも言葉を発する様子はなく、ただ黙ってたばこを吸っていました。吸い終わって室内に戻ってくると、男性職員はほかの利用者から離れたところにある椅子を引いて、「どうぞ」というしぐさで男性利用者を案内しました。利用者は、また右手を上げて黙って座り、憤懣は消えていました。男性職員は立ち去る際に、「またあとで」と初めて言葉を発し、利用者は職員が去る姿をじっと見ていました。

　筆者は、この男性職員の言葉を用いないコミュニケーションが素晴らしいと思い、追いかけていき、「今のすごいですね。言葉を使わないであんなに長い時間一緒にいられるものなんですね。あの人、はじめはすごくイライラされていたのに、すっかり落ち着きましたよね」と矢継ぎ早に話しかけると、戸惑った様子で、「自分は言葉を発するのが苦手だから、あの男性利用者の置かれた状況がわかる」と教えてくれました。だからこそ、ほかの利用者から離れた席に案内するなどの配慮ができるのだと思います。また、ほかの職員から言葉を使うように言われていてストレスがあり、そのことで逆に、憤懣のあるその利用者と一緒にいるのがほっとするのだと教えてくれました。休憩時間は自分のために使えばよいのに、わざわざ憤懣の症状のある利用者を誘うなんてすごい人だと感心していたのですが、そこには、男性職員自身が救われる〝言葉が苦手な者同士の癒しの時間〟があったと知り、ケアではやはり相互関係が重要なのだと改めて感じました。

男性利用者からすれば、この職員が〝あなたの症状を軽減するために関わります〟というスタンスではなく、〝やっと休憩時間になったから一緒にたばこ吸いましょう〟という普通の人間関係として誘ってくれたことが、ＢＰＳＤの軽減につながっているのだと思います。

以上、五つの不同意メッセージを見てきました。それぞれ表現の仕方は違いますが、共通しているのは「自分が置かれている状況に納得していない」ということです。認知症の人の思いを探ることなくケアする側の都合を押しつけてしまっていては、ＢＰＳＤは悪化していく一方だと思います。ＢＰＳＤが発現する前の早い段階で不同意メッセージに気づき、ケアの方向性を変えることで、認知症の人の望むことを汲み取った安心してもらえるケアを実践していくことができるようになると考えています。

＊1　伊東美緒ほか「不同意メッセージへの気づき―介護職員とのかかわりの中で出現する認知症の行動・心理症状の回避に向けたケア―」日本老年看護学会誌 15（1）：5–12（2011）
＊2　Ito M, et al：Heeding the behavioral message of elders with dementia in day care. Holist Nurs Pract 21（1）：12–18（2007）
＊3　小澤 勲ほか『物語としての痴呆ケア』三輪書店、31–34頁（2004）
＊4　Hall GR, et al：Progressively lowered stress threshold；a conceptual model for care of adults with Alzheimer's disease. Arch Psychiatr Nurs 1（6）：399-406（1987）
＊5　伊東美緒『認知症の方の想いを探る―認知症症状を関係性から読み解く―』介護労働安定センター、7–24頁（2013）

# 第3章

# BPSDの予防に評価票を役立てる

藤生　大我

認知症の行動・心理症状（ＢＰＳＤ）の発症や悪化を予防していくためには、第１章と第２章で見てきたように、ごく軽度のＢＰＳＤやその予兆になるべく早期に気づき、それらを具体的にとらえる必要があります。そして、ＢＰＳＤの予防・治療・ケアができているかどうかを見極めるために、よくなったのか悪くなったのかを〝見える化〟（数値化）する必要があります。評価票を用いて観察、把握した内容を数値化（評価）して対応を行うことで、その変化が客観的に見えてきます。

例えば、ケアの前後で評価し、数値化しておくことで、状態の変化を見ることができます。定期的に評価すれば、長期間の変化も見ることができます。また、評価票という共通の項目・基準を用いて数値化することで、医療・介護の関係者が共通認識のもとにＢＰＳＤの状況を共有することができます。さらには、パッと見て大まかな状態がわかり、課題が焦点化できます。第１章で解説されているように、ＢＰＳＤは、予防・治療・ケアができる可能性があるからこそ、初期症状ないしは予兆の段階で気づく必要があります。そのとき、評価票が有用です（図３-１）。

一方で、第１章で「ＢＰＳＤは医学用語」という解説があったように、既存のＢＰＳＤの評価票は国外で医師を中心に作成されたものが多いです。そのため、認知症ケアの身近な実践者である介護職にはなじまない印象がありました。そこで筆者らは、介護職や認知症介護指導者へのヒ

＊BPSDは認知症者にしばしば生じる症状であり、すべてではないが、改善が可能である。

＊評価により、課題を発見、明確化する。気づく。

＊共通のツールを用いることで、医療・介護で状態を共有できる。

＊定量的評価により、効果が見える。

↓

介護現場でも活用しやすい評価票を作成

| BPSDの定量的評価 | 予兆に気づく |
|---|---|
| **認知症の行動・心理症状質問票**（BPSD＋Q） | **BPSD気づき質問票57項目版**（BPSD-NQ57） |

図3-1　なぜ評価票を開発したか？

アリングなどを通じて、介護現場でも活用しやすい評価票を作成しました。

本章では、筆者らの開発した「認知症の行動・心理症状質問票（BPSD＋Q）」と「BPSD気づき質問票57項目版（BPSD-NQ57）」という二つの評価票を中心に紹介します。評価票というと退屈な話が続きそうですが、具体例を交えながら簡潔明瞭に書くように努めました。また、最後には、介護者が記入することで気持ちが楽になる（かもしれない）「ポジティブ日記」も紹介していますので、ぜひ最後まで読んでいただければ嬉しく思います。

## 認知症の行動・心理症状質問票（BPSD＋Q）

まずは、BPSDの重症度や負担度を介護者などが観察により評価し、数値化する「認知症の行動・心理症状質問票（BPSD＋Q）」[*1]を紹介します（**図3-2**）。BPSD＋Qは、BPSDの25項目と、BPSDではありませんが現場で併発することが多いせん妄の2項目の、合計27項目で構成されています。

ところで〝数値化〟とはどのようなことなのか、BPSD＋Qの質問項目を例に挙げて具体的に説明します。質問項目1は「実際にないものが見えたり、聞こえたりする」です。この症状が過去1週間にどのくらいの頻度と程度で出現したかで、「認められない」を0点、「見守りの範囲」を1点、「対応したケアが可能で毎日ではない」を2点、「対応したケアが可能だが毎日ある」を3点、「対応に困難を伴うが毎日ではない」を4点、「対応に困難が伴いかつ毎日継続する」を5点とし、0〜5点の6段階で評価します。これが重症度点となります。一方、この症状により介護者がどの程度の負担を感じているかを表したものが負担度点となります。負担度は、「なし」を0点、「僅かな負担」を1点、「軽度の負担」を2点、「中度の負担」を3点、「大きな

**BPSD＋Q/BPSD25Q**

**認知症の行動・心理症状質問票**

記入日　　年　　月　　日（　　）

ID　　　　評価者　　　　（関係　　　）

対象者　　　　年齢　　歳 性別 男 ・ 女

**過去1週間について、下記の全質問27項目に答えてください。**

**認められなければ0に○をつけ、認められれば重症度と負担度に点数を付ける。**

重症度 1：見守りの範囲　2：対応したケアが可能で毎日ではない　3：対応したケアが可能だが毎日ある
4：対応に困難を伴うが毎日ではない
5：対応に困難が伴いかつ毎日継続する

負担度 0：なし 1：僅かな負担 2：軽度の負担 3：中度の負担
4：大きな負担 5：極度の負担

| | | 認められない | 認められる 重症度 1〜5 | 認められる 負担度 0〜5 | 網掛けは主治医意見書に関連するもの |
|---|---|---|---|---|---|
| 1 | 実際にないものが見えたり、聞こえたりする | 0 | | | 幻視・幻聴 |
| 2 | 盗られたという、嫉妬する、別人という（選択して○：盗害、嫉妬、誤認、他） | 0 | | | 妄想 |
| 3 | 他者を傷つけるような乱暴な言葉を発する | 0 | | | 暴言 |
| 4 | 他者に乱暴な行いをする | 0 | | | 暴行 |
| 5 | うろうろする、不安そうに動き回る | 0 | | | 徘徊・不穏 |
| 6 | 家/施設から出たがる | 0 | | | 無断外出 |
| 7 | 他者への性的に不適切な行為 | 0 | | | 性的不適切行動 |
| 8 | こだわって同じ行為を何度も繰り返す | 0 | | | 常同行動 |
| 9 | 我慢ができない、衝動的に行動する | 0 | | | 脱抑制 |
| 10 | 怒りっぽい | 0 | | | 易怒性 |
| 11 | 忘れて同じことを何度も尋ねる | 0 | | | 繰り返し質問 |
| 12 | ものをためこむ | 0 | | | 収集 |
| 13 | 大声・鳴声が続く、さけぶ | 0 | | | 大声 |
| | 過活動スコア（1〜13）計 | | | | |
| 14 | 悲観的で気分が落ち込んでいる | 0 | | | うつ |
| 15 | やる気がない、自分からは動かない | 0 | | | アパシー |
| 16 | 声かけに反応がない、興味を示さない | 0 | | | 無反応・無関心 |
| 17 | 心配ばかりする | 0 | | | 不安 |
| 18 | 日中うとうとする | 0 | | | 傾眠傾向 |
| 19 | 部屋・家から出たがらない | 0 | | | 閉じこもり |
| | 低活動スコア（14〜19）計 | | | | |
| 20 | 夜間寝ないで活動する | 0 | | | 昼夜逆転 |
| 21 | 異食や過食、拒絶 | 0 | | | 食行動異常（異食） |
| 22 | 介護されることを拒否する（選択して○：更衣、整容、入浴、食事、他） | 0 | | | 介護への抵抗 |
| 23 | 尿や便で汚す、何日も入浴しない（選択して○：風呂、異所排尿、弄便、他） | 0 | | | 不潔行為 |
| 24 | タバコ、ガスコンロ等の火元不適切管理 | 0 | | | 火の不始末 |
| 25 | 隠す、別な場所に置く、探し回る | 0 | | | 物をなくす |
| | 生活関連スコア（20〜25）計 | | | | |
| | BPSD25Q（1〜25）計 | | | | |
| 26 | 幻覚妄想を伴い興奮状態が急激に出没 | 0 | | | 過活動性せん妄 |
| 27 | ボーッとして覚醒レベル低下が出没 | 0 | | | 低活動性せん妄 |
| | BPSD＋Q（1〜27）合計 | | | | |

自由回答欄：

**図3-2　認知症の行動・心理症状質問票（BPSD＋Q）**

医療・介護の関係者が、BPSDの状況をとらえて、共有し、適切な対処につなげることに資する評価票。

負担」を4点、「極度の負担」を5点とし、0～5点の6段階で評価します。この作業を27項目すべてについて行います。ちょっと大変そうですが、慣れると6分ほどで記入できます。このようにBPSD各項目の重症度と負担度を点数化することが〝数値化〟です。

BPSDの状態は日々異なりますので、過去1週間の状態として評価します。記録している時点の状態ではありません。「昨日よいケアを行ったから今日の状態で評価しよう」というような使い方はできません。過去1週間の観察のまとめで評価します。

このような数値化（定量的評価）を、まず行う（初回評価）、そして初回評価から1か月経過した時点で過去1週間を振り返って数値化する、また1か月経過したら過去1週間を振り返って数値化するというように経時的に繰り返すと、その人のBPSDの経緯、ケアの効果を数値で示すことができます。事例発表には、このような数値化したデータを添えることで、説得力が増します。

BPSD＋Qは、主に次の特徴が挙げられます（**表3-1**）――①25項目のBPSDと2項目のせん妄を評価できる、②BPSDを過活動、低活動、生活関連にカテゴリー分類しており、対応に直結する、③介護保険の主治医意見書の周辺症状10項目を網羅しており、記入に役立つ、④介護職や認知症介護指導者へのヒアリングを通して、医療・介護現場での使いやすさを検討し

表3-1　BPSD＋Qの主な特徴

＊25項目のBPSDとせん妄を評価できる
＊**過活動、低活動、生活関連**に分類
＊**介護保険主治医意見書の周辺症状項目（10項目）**を網羅
＊現場での使いやすさを追求
　○認知症介護指導者の協力
　○現場職員へのヒアリング
　○記入の説明書を作成
　○**記入時間平均6分**
＊無料公開・版権フリー

ながら作成された、⑤「認知症介護情報ネットワーク（DCnet）」（https://www.dcnet.gr.jp/）と「認知症の方の行動・心理症状（BPSD）を包括的に予防・治療するための指針」（https://www.bpsd-web.com/index.html）で無料ダウンロードできる。なお、記入所要時間としては6分程度ですが、職場の担当スタッフらで話し合いながら時間をかけて点数化すると、担当スタッフ内での情報の共有化やスタッフ教育にも役立ちます。このような特徴のもとにBPSD＋Qは開発されましたが、実際に活用してもらうには、有用なことが原著論文で示されていることが重要です。

そこで、BPSD＋Qの有用性を調べるため、介護職にBPSD＋Qを実際に使ってもらい、アンケート調査を行いました（**図3-3**）[*2]。各介護職が評価した認知症高齢者91名について、NPI-Q（代表的なBPSD

**記入により得られた気づきの内容**（一部抜粋）

○今までは、BPSDというと、暴言、暴力や徘徊など、**自分たちケアスタッフが困ることが中心と考えがちだったが、今回記入してみて、低活動スコアや生活関連スコアが高いことも、BPSD指標となっているので、考え方が変わりました。**

○これから必要なケアを考えようと思えた。気づけた。　ほか

**役立ちそうな場面**（一部抜粋）

○アセスメントやケアプランの見直し　○モニタリング

○定期的につけて、**変化を発見**　○事例検討

○困難時に数値で客観的に見る　○**主治医との情報共有**

○**職員間の情報共有**、またそれによる対応法の統一　ほか

↓

**BPSDの状況が共有できる**

図3-3　介護職員に聞いたBPSD＋Qの有用性
NPI-Qと比較した役立つ程度は、91%が「NPI-Qと同程度以上に役立つ」と回答した（n=91）。

の評価票であるNPI（Neuropsychiatric Inventory）の質問紙版）と比較したBPSD＋Qの役立つ程度を聞いてみたところ、過半数（52%）は同程度との回答でしたが、39%の人が「BPSD＋Qのほうが役に立つ」という回答でした。

どのような場面で役に立つかを聞いてみたところ、アセスメントやケアプランの見直し、モニタリング、事例検討、主治医との情報共有といった回答がありました。よ

り具体的には、「事前につけておいて、医師に服薬について相談するときなどに持っていくと話をしやすい」「課題が整理、焦点化ができる」「共通の指標で評価するので共有しやすい」などの意見がありました。

また、「記入によって気づきがあった」という意見もあったのですが、特徴的なのはこの点ではないかと思っています。「今までは、BPSDというと暴言・暴力とかケアスタッフが困ることが中心だったが、質問票を利用することで、低活動や生活関連のスコアもあることを知って考え方が変わった」という意見から、教育効果を感じました。確かに現場では、無気力・無関心、アパシーなどのBPSDは、ある種、手がかからないという意味で見逃されやすいこともありますので、低活動カテゴリーが明示されていることで、気づきにつながったのではないかと思います。実際に、そのような状態を放っておくと廃用症候群などのリスクもありますので、低活動状態の早期発見、予防などの点でも有用だと考えています。

BPSDを詳細に評価するには計27項目のBPSD＋Qが推奨されますが、介護現場での利便性の点から、より簡便に評価できる指標の開発も求められています。このため、BPSD＋Qの13項目短縮版であるBPSD13Q[*3]を開発し、先に紹介したサイトで無料公開済みです。

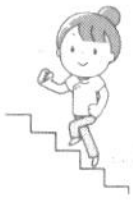

## 寄り道でステップアップ!

### 定量化・数値化のすゝめ

ＢＰＳＤ＋ＱはＢＰＳＤを数値化する評価尺度です。ＢＰＳＤという「症状」を示す医学用語に則り、症状の重症度・負担度を数値として客観化します。数値化しているのは「症状」であり、「人」ではありません。ここが重要なポイントです。ＢＰＳＤ＋Ｑの点数が高いから「困った人だ」とレッテルを貼るための数値化ではありません。点数の高い「症状」へ適切な対処を行うための数値化です。また、定量的な評価尺度を用いることで、チームで状態像を共有することができます。

認知症ケアは「人中心」ですが、そのケアの有効性を振り返ってみるには経時的な〝数値化〟が役立ちます。パーソン・センタード・ケアでも、認知症ケアマッピングという「その人の状態」を記号化・数値化する手法が使われます。評価結果をもとにして、「よい状態を増やす＝点数が上がる」ケアをマッパー（状態を観察して評価する人）と合議して実施します。また、認知症ケアの有効性を世に示すにも〝数値化〟が必須です。

このように、定量化・数値化することで、適切な対処を考えるきっかけとなり、状態像を共有でき、介入による変化（有効性も）を示すことができます。しかし、パーソン・センタード・ケアで認知症ケアを行っている人の中には、「人を数値化するなんて許せない」といった空気があるようにも感じています。

確かに、認知症を有する「人」を限定的な項目のみで数値化することへの抵抗感はあると思います。また、数値化により「症状」を評価しているはずが、その「人」を評価したつもりになってしまい、無意識に「BPSDのある困った人」というレッテルを貼ってしまうリスクがあります。そのようなリスクを防ぐためには、数値は表出された結果にすぎないということを認識するとともに、その評価尺度の意味を正しく理解し、なぜそのような結果となっているのかを考え、本人のニーズに応じた、「症状」への適切な対処につなげることが必須であるという意識が必要です（評価と対処はセット）。本章が、その理解の一助となれば幸いです。

最近では、科学的裏づけに基づく介護（科学的介護）を推進する流れが加速しており、令和3年度介護報酬改定において、科学的介護情報システム

（Long-term care Information system For Evidence：ＬＩＦＥ）の活用などが加算になりました。[*4] 適切に運用されれば、その「人」のケアを考えるうえで、役立つ情報が得られていくと思います。また、そのような取り組みやデータを批判的に吟味し、意見するためにも、評価尺度（定量化・数値化）への理解が必要です。

以上のリスク（risk）と利点（benefit）をふまえて、日頃のケアの中に〝数値化〟を少しずつ取り入れる。少量から始めて、少しずつ増やしていく。こうすることで、ＢＰＳＤ＋Ｑを皮切りに、〝数値化〟が当たり前のこととして介護を担う人たちに受け入れられていくようになることを願っています。その結果、各地で行われている認知症ケアの有効性が広く発信され、よりよいケアを検討する一助となり、認知症の「人」の生活が笑顔で穏やかなものとなることを期待しています。

## BPSD気づき質問票57項目版（BPSD-NQ57）

前項で、BPSD+Qという BPSDを数値化してとらえる評価票を紹介しました。次に、BPSDの出現に至る前の微妙な変化、つまり、表情がなんとなく違う、言動がちょっと違う、行動も少し違うというような変化をとらえたり、ごく軽度のBPSDに気づくための評価票である「BPSD気づき質問票57項目版（BPSD-NQ57）[*5]」を紹介します（**図3-4、表3-2**）。

BPSD-NQ57は、基本的に、第2章で解説された「不同意メッセージ」の考え方を参考にしています。質問は全部で57項目あり、これは、医師、看護師、社会福祉士、理学療法士、心理学者などの専門家の意見に加え、介護現場の職員や認知症介護指導者にヒアリングして集めたもので、実際に現場にいる人が着目するポイントを見える化したものになります。ですから、それぞれの項目をチェックしていくことで、専門家や現場の職員が着目しているBPSDの予兆や初期症状に気づくことができます。また、質問票の末尾には、BPSDの発現に関連するような病型、もともとの性格、それから薬物の服用状況もチェックできるようになっています。記入所要時間としては4分程度です。この評価票は、BPSD+QやBPSD13Qと同様に、「認知症

6）もの盗られ妄想 /6
（　　）周囲の人を責めたり、その人の悪口を別な人に言う
（　　）見つからないものを他人が片付けたせいにする
（　　）失敗が増えて、自信が損なわれている
（　　）自分の持ち物などを確認したり、あるかどうか調べてまわる
（　　）疑うような表情をしている
（　　）大切な物を肌身離さず持ち歩く

7）幻覚 /6
（　　）何かが居るかのごとく一点を指したり、一点をジーと見る
（　　）ないものをあると言い張る
（　　）最近見間違えをすることが増えた
（　　）行きたがらない場所（部屋）ができた
（　　）適切ではない物の使い方（裏返して置いてある、違う方を向けて置いてある）
（　　）（何か見えている様で、）用意されたご飯を食べない

8）無関心・アパシー /6
（　　）寝てばかりいる
（　　）趣味を辞めた
（　　）勧めても挑戦・参加しない（“もういいよ”と返す）
（　　）外出の頻度が減った
（　　）周囲への関心を示さない
（　　）動くことを面倒くさがる

9）うつ /8
（　　）悲しそうな表情や仕草
（　　）暗い声、小声で話す
（　　）“迷惑をかけている”“みっともない”　”死んだほうがよい”などの発言がある
（　　）口数が減った
（　　）下を向いていることが増えた
（　　）自信を無くしたと言う
（　　）笑わない、声かけに反応が鈍い
（　　）“ばかになった”などの発言が多い

**<スタッフ記載欄**（複数回答可）>背景・状況チェック　あてはまる項目に○をつける。

| | |
|---|---|
| 病型 | アルツハイマー型、血管性、レビー小体型、行動障害型前頭側頭型、意味性、正常圧水頭症、他（　　　　　　　　　　　　）；　せん妄合併：有・無 |
| 体調 | 発熱、疼痛、食欲不振、便秘、脱水、寝不足、掻痒感、良好 |
| 交流 | 視力低下、聴力低下、失語症、構音障害、良好 |
| 元の性格 | 短気（職人気質）、気丈、神経質、こだわり（几帳面）、普通 |
| 移動能力 | 独歩（杖含む）、歩行車・歩行器で独歩、伝い歩き、介助歩行、車椅子 |
| 同居者 | 施設入所、<br>在宅：なし、配偶者、子供、子供の配偶者、孫、兄弟姉妹、その他（　　　） |
| 特記事項 | 生活環境の変化：有（ありの場合いつ、何が、を記載）・無 |
| 認知症薬<br>（商品名） | ﾄﾞﾈﾍﾟｼﾞﾙ（　）mg　ｶﾞﾗﾝﾀﾐﾝ（　）mg　ﾘﾊﾞｽﾁｸﾞﾐﾝ（　）mg　ﾒﾏﾝﾁﾝ（　）mg<br>（ｱﾘｾﾌﾟﾄ®）　（ﾚﾐﾆｰﾙ®）　（ｲｸｾﾛﾝ®, ﾘﾊﾞｽﾀｯﾁ®）　（ﾒﾏﾘｰ®） |

この評価票は日本医療研究開発機構（AMED）の認知症研究開発事業の支援を受けて作成されたものです。課題番号：JP19dk0207033

57項目版（BPSD-NQ57）
いて対応することで、BPSD
に資する評価票。

BPSD 気づき質問票 57 項目版（BPSD-NQ57）

記入日　　年　　月　　日；ID　　　　　評価者　　　　　（関係　　　　）

対象者：　　　　　　対象者年齢：　　　歳　性別：男 ・ 女

**＜家族等介護者記載欄**（複数回答可）＞

○1 週間の様子を振り返って、下記の項目であてはまるものに○印をつけてください。　/57

1）不安　/11

（　）不安そうな表情や仕草である
（　）不安そうでそわそわしている、落ち着きがない
（　）同じことを短時間で繰り返し質問する、訴える
（　）昔の心配事を蒸し返す
（　）謝罪や感謝の言葉を多発する
（　）他者（家族・スタッフ・利用者等)にまとわりつく
（　）家族の居場所を何度も尋ねる
（　）音等の刺激に敏感になる
（　）日付などを何度も確認する
（　）家族・スタッフが見えないと何度も呼ぶ／頻回のナースコール
（　）こわくて独りで眠れない

2）脱抑制　/7

（　）じっとしている必要がある場面でもじっとしていられない
（　）いきなり怒る
（　）転導性（注意が続かない、興味が変わる）
（　）スイッチが入ったように突拍子もなく何かを始める
（　）気が散りやすい
（　）出しゃばろうとする
（　）他人（お店）の物を悪びれずに取る

3）常同行動　/3

（　）うろうろしている
（　）今までにない行動を頻度高く繰り返す
（　）こだわりが出た（同じものしか食べない・表情が険しい）

4）易怒性　/5

（　）イライラしていることが読み取れる
（　）今までなかったことで文句を言う
（　）些細なことで声を荒げる
（　）気短な性格である
（　）動作が荒々しくなる

5）興奮　/5

（　）視線を合わせないなど不満げである（不同意メッセージ）
（　）声をかけても聞こえないふりをする（不同意メッセージ）
（　）自分の気持ちを抑えようと、呼吸が荒々しくなる
（　）介助を振り払う（不同意メッセージ）
（　）非協力的になった

図3-4　BPSD気づき質問票
認知症の人の変化に早期に気づ
の予兆に気づいて予防すること

表3-2　BPSD-NQ57の主な特徴

| |
|---|
| ＊専門家・現場の介護職の考える**「ちょっとした変化」**に気づく<br>○専門家・現場介護職員に着眼点を調査して作成<br>○現場感覚の**見える化**<br>○**BPSD発現に至る前に対応**できる<br>○新人教育に活用できる（着眼点がわかる）<br>＊現場での使いやすさを追求<br>○認知症介護指導者の協力<br>○１週間を振り返り○印をつけるだけ<br>○現場職員へのヒアリング<br>○解説書を作成<br>○**記入時間平均４分**<br>＊その他のBPSD出現の関連要因もチェックできる<br>＊無料公開・版権フリー |

介護情報ネットワーク（DCnet）」（https://www.dcnet.gr.jp/）と「認知症の方の行動・心理症状（BPSD）を包括的に予防・治療するための指針」（https://www.bpsd-web.com/index.html）で無料ダウンロード可能です。

質問票の中身に入る前に、それぞれの項目がBPSD発現の前触れである「予兆」として明確に区別できるものなのかを見ていきたいと思います。予備調査として、認知症介護指導者12名に、それぞれの項目について「BPSDですか？」「BPSDの予兆ですか？」「BPSDですか？」「関係ないですか？」とアンケートを行ってみたところ、回答にはばらつきが見られました（**図3-5**）。ただ、

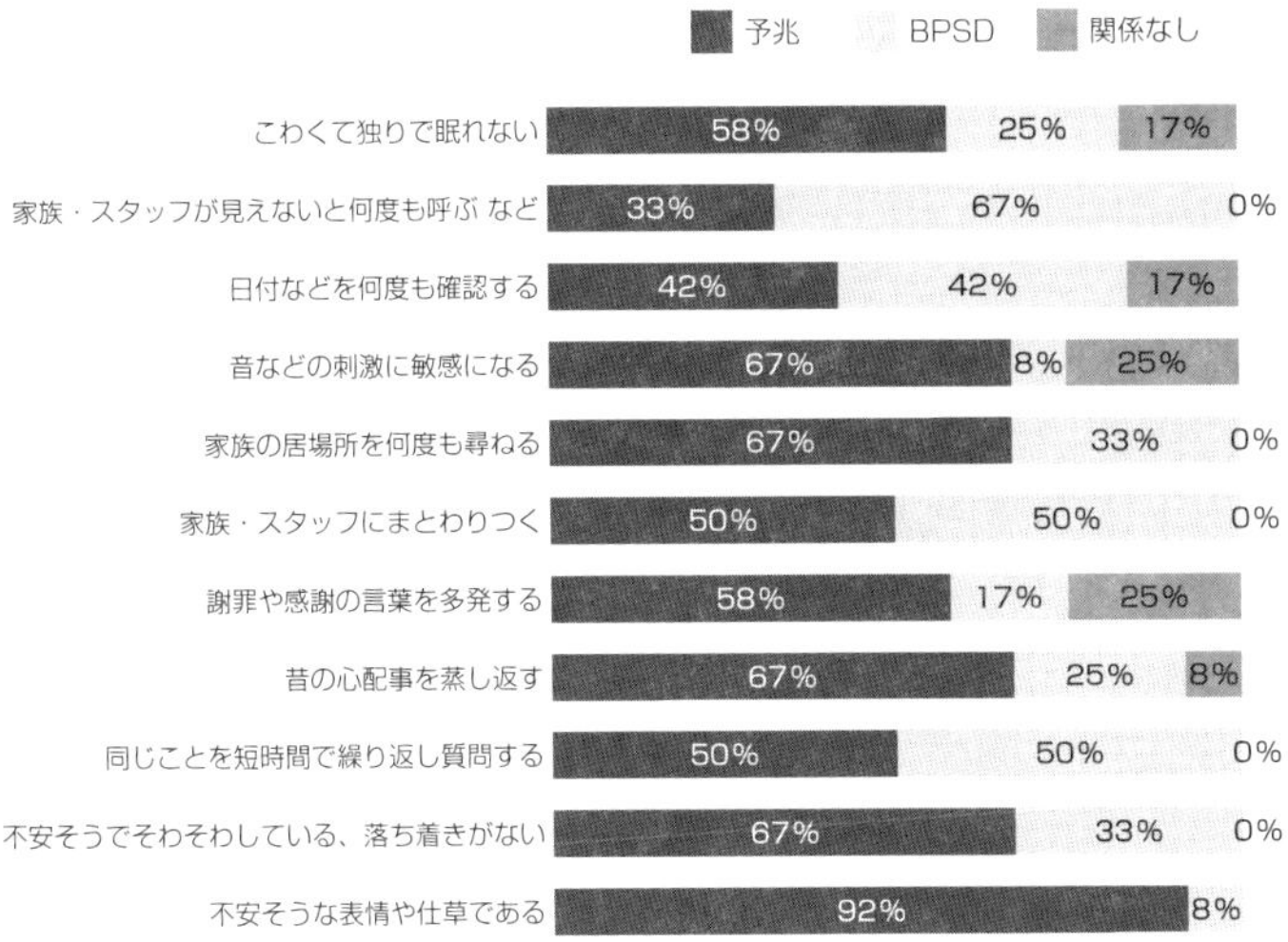


**図3-5　これらはBPSD(不安)の「予兆」なのか？**
BPSD-NQ57の「不安」に関する項目について、専門家である認知症介護指導者12名が「BPSDの予兆」「BPSD」「関係ない」に分類したところ、ばらつきが見られた(数値は小数点以下を四捨五入して処理)。

図に示すように、おおむねBPSDないし予兆には分類しているわけです。このことから、両者の区別は難しいものと考えられました。

研究目的で「予兆」とするためには、項目として挙げた症状が出現しても何もせずに静観して、その結果、実際にBPSDになったことを確認できればよいわけですが、そういうことは倫理的にしてはいけませんし、また、現場では適宜対応がなされるため条件の統一が難しく、さらには人手を割いて継続的に状態を観察することも難しいため、明確に予兆とすることは極めて困難です。よって、当初は「ＢＰＳＤ予兆質問票」として開発しようとしていたのですが、質問項目が予兆であるのかＢＰＳＤの初期症状なのかを判別することが困難なので、本評価票は「ＢＰＳＤ気づき質問票」という名称になりました。

今後、ＩｏＴセンサーやＡＩなどにより、様々な状況のデータを継続的に収集、解析が可能となれば、「予兆」を明確に見つけることができるようになるかもしれませんので、それに期待したいと思います。

以上のことから、この調査票を利用するにあたっては、予兆と初期症状を区別せず、ＢＰＳＤの予兆と初期症状に早期に気づいて予防することに重点を置くべきと考えています。

では、質問票の具体的な使い方を説明します。認知症の対象者のことをよく知る介護者などが、対象者の過去1週間の状態について思い出しながら評価をします。評価は、各質問項目の状態が見られれば「〇」をつけます。不安（11項目）、脱抑制（7項目）、常同行動（3項目）、易怒性（5項目）、興奮（5項目）、もの盗られ妄想（6項目）、幻覚（6項目）、無関心・アパシー（6項目）、うつ（8項目）のカテゴリーで構成されているため、カテゴリーごとの「〇」の数をカテゴリー点とします（例：「〇」が三つで3点）。それらを合算することで、全57項目の合計点も算

| 1）不安 | /11 |
| --- | --- |
| （　）不安そうな表情や仕草である | |
| （　）不安そうでそわそわしている、落ち着きがない | |
| （　）同じことを短時間で繰り返し質問する、訴える | |
| （　）昔の心配事を蒸し返す | |
| （　）謝罪や感謝の言葉を多発する | |
| （　）他者（家族・スタッフ・利用者等)にまとわりつく | |
| （　）家族の居場所を何度も尋ねる | |
| （　）音等の刺激に敏感になる | |
| （　）日付などを何度も確認する | |
| （　）家族・スタッフが見えないと何度も呼ぶ／頻回のナースコール | |
| （　）こわくて独りで眠れない | |

図3-6　BPSD-NQ57の「不安カテゴリー」の項目
過去１週間の様子を振り返って、該当するものに○をつける。

出できます。例として**図3-6**に「不安」カテゴリーを示しますが、挙がっている11項目について、過去1週間の様子を振り返って該当するものに○印をつける（あり・なしの2択）というシンプルなものです。例えば、「不安そうな表情や仕草である」ことが見られれば、○印をつけます。11項目中で○印の項目が増えてきたら、不安状態になりそう、もしくはなっているのではないかととらえます。こうしてチェックすることで、本人の状態や変化に気づく、気づいて対応を考える、対応を実践する、経過を観察する、そしてまた変化を見るということを繰り返していくことで、BPSDの予防につながることを期待するものです。また、第2章で解説した「不同意メッセージ」も項目に含まれていますので、その気づきにも役立ちます。

もちろん、質問票の項目に合致していれば機械的に

○印をつけるということではなく、各個人の特徴も加味していく必要があると思います。例えば、あの人はあいさつしたときに視線が合わなかったら不安のサイン、この人はカバンを大切に抱きしめるしぐさが見られてきたら盗られ妄想のサインであるなど、「その人ならではの予兆」が現場でいろいろあると思いますので、個人個人の情報も大事にしながら質問票を活用してもらえればと考えています。

## ＢＰＳＤの背景にある「不安」を解消する

第1章でも言及されているように、ＢＰＳＤの出現に至る背景には、やはり「不安」が隠れていると思います。そして、第1章で紹介された「脳活性化リハ5原則」においては、「安心」や「快」がキーワードとなっています。ですから、認知症のケアにおける大原則として、まずは安心や快を本人が感じることができるような対応、環境が必要であると考えています。そのうえで、個別の状態に基づいたケアを行うことが、ＢＰＳＤ＋ＱやＢＰＳＤ-ＮＱ57でとらえたＢＰＳＤの低減・予防にも重要だと考えています。

ここで、不安への対応が重要であることと、質問票の項目をチェックする、または理解しておくことでBPSDの予防につながる可能性があることを、筆者の経験談を交えて説明します。家族と一緒に、遠方に住む認知症の祖母に会いに行ったときのことです。年に1回会うか会わないかわからないような人たちが急に来たものですから、BPSD-NQ57の「不安」項目にある「不安そうな表情や仕草」というのが祖母に確かに見られました。いつもなら居間でくつろいでいるらしいのですが、ソワソワして落ち着きがありません。そして、「繰り返しの訴え」も多かったです。「外の木がすごいね、伸びてきたね」といったことを、滞在初日は何度も言っていました。ほかにも、「他者にまとわりつく」(お嫁さんにまとわりついて歩いている)ことも確かにあって、夜に「独りで眠れない」ということもありました。

そして夜中、お酒も入って大声で盛り上がっている頃、先に寝ていた祖母が起きてきて、「ちょっとお父さんを迎えに行かなきゃ」などと言うので、「大丈夫だよ」と声をかけましたが、気づいたらまた起きてくるという感じでした。そこで筆者が、もっている知識を活かして、まず、扉を閉めて音を遮断して、酒が入りにぎやかだった父親にも寝てもらい(笑)、静かな環境を整えました。そして、次に起きてきたときに、祖母の娘にあたる筆者の母親が「大丈夫だよ」と声をかけながら一緒に寝床まで行き、手を握って「私たちももう寝るからね」と伝えたところ、安心して朝まで眠りました。実際にこうした経験をしてみると、安心できる対応や環境というものはやはり大事だと思いました。逆にこれが、安心してもらおうという意図なしに「大丈夫だよ、大丈夫だよ」と、多少いい加減な感じで対応していたら、その夜、もしかしたら祖父を探しに外に出ようとしたかもしれません。もちろん、そうならなかったかもしれませんが、いずれにしても、早期に気づいて対応するということは、やはり大事だと認識しました。

筆者は質問票の項目を把握していますので、この経験をした当日に「質問票をチェックして気づく」の過程はふみませんでした。ただ実際には、まず質問票をチェックすることで気づき、その過程で着眼点を学んでいくことで、徐々に質問票をつけていない場面でも（脳内でチェックして）応用できるようになればよいと思っています。そのような意味では、初任者には特に有用かもしれません。なお、この経験談は、わかりやすくするように少し大げさに書きましたが、家族仲は良く、楽しい団らんの一場面であることを補足しておきます（笑）。

このBPSD-NQ57は、職場のスタッフ間で話し合いながらチェックすると、相乗効果でより早期の気づきが得られると思います。また、スタッフの気づき力アップ教育にも有用でしょう。

## 生活障害の視点から見る

ここまで、早期の気づきを得て対応につなげるためのBPSD-NQ57や、対応による変化をとらえるためのBPSD+Qを紹介してきました。ただ、これらはBPSDの視点に特化したものであり、認知症の人の支援を考えるためには、第1章で言及されているように、それ以外にも様々な視点で見ること（評価すること）が重要です。特に、認知症が、介護保険法第五条の二に「アルツハイマー病その他の神経変性疾患、脳血管疾患その他の疾患により日常生活に支障が生じる程度にまで認知機能が低下した状態として政令で定める状態をいう」と定義されていることからも、認知症の人の生活を支えるうえで、生活障害の視点が重要と考えています（筆者が理学療法士ということもありますが）。そこで、生活障害の視点からも少し解説しようと思います。

例えば、炊事ができない人がいた場合、生活障害という視点で見れば、**表3-3**に示したように、道具の操作ができないのか、そもそも料理への意欲がないのかというふうに、「できない」といっても、いろいろな段階があることがわかります。[*6] その人はどの段階が「できて」、どの段階が「できないのか」を見極めたうえで、できない段階のできない原因を探り、対応策を考えて

表3-3　ステップに分けて考えた「炊事」―生活障害の視点から―

| ステップ | 症状 | 認知障害など | 対応 |
|---|---|---|---|
| 料理をしようと思う | 自発的に料理をしようと思わない | アパシー、うつ、時間の見当識障害 | 朝日を浴びて日中にデイサービスを使用するなど、普段の活動性を向上し、生活リズムをつくる。料理の時間に言葉かけをする。 |
| 献立の考案 | 料理名が思い浮かばない | 意味記憶の障害 | 料理名や写真を提示して選択してもらう。 |
| 冷蔵庫の中身の把握 | 賞味期限切れのものが多い | 近時・遠隔記憶障害 | 介護者が管理、賞味期限を大きく書く。買い物リストを使い、同じ物を買わないようにする。 |
| 材料・道具の準備 | 必要な材料・道具がわからない<br>収納場所がわからない | 意味記憶の障害、近時・遠隔記憶障害 | 介護者と一緒に準備をする。収納場所がわかるよう写真やラベルで明記する。 |
| 道具（包丁や鍋など）の操作 | 道具の使い方がわからない<br>巧緻動作が難しい | 失行、巧緻動作能力低下 | 模倣、言葉かけなどで適宜補助をする。リハビリテーションなどで反復練習する。 |
| 味つけ<br>下ごしらえ | 調味料の見分け・配分がわからない | 失認、意味記憶の障害 | 容器に名前を大きく書く。介護者と一緒に行う。 |
| 火元の管理 | 火をかけたことを忘れて鍋を焦がす | 近時記憶障害、注意障害 | タイマーをかける。火の管理は介護者が行う。 |
| 盛りつけ | コップにご飯をよそう | 失認、意味記憶の障害 | 事前に茶碗などを用意する。コップに盛りつけていても食べにくそうでなければ問題視しない。 |
| 食事の配膳 | ふらふらして運べない | バランス能力低下、筋力低下、注意障害 | 介護保険サービスを利用してリハビリテーションを行う。介護者と一緒に反復練習する。 |
| 片づけ | 食器をそのままにしておく | 近時記憶障害 | 食事後の挨拶⇒片づけ、を習慣づける。 |
| **全体を通して** | **段取りがわからない** | **実行機能障害** | **複数のことを同時進行せず、ステップごとに作業を進める。ホワイトボードや紙などに実施手順や遂行状況を確認できるように書いておき、チェックする。** |

みると、いろいろな発想が出てくるかと思います。特に、「何ができるのか」を把握することで、その人の強みを活かした対応を考えることにつながります。また、最近の研究で、ＡＤＬ・ＩＡＤＬを詳細に評価できる「認知症に対する生活行為工程分析表（Process Analysis of Daily Activity for Dementia：ＰＡＤＡ-Ｄ）[*7]」が開発されています。TABIRA Lab（https://tabitaka-lab.jimdofree.com/）にて簡単な調査票に回答するとダウンロードできますので、参照してみてください。

ＢＰＳＤの予防にあたっては、このように本人の示す行動や状態を、生活を含めたいろいろな視点から見て、アプローチの仕方を柔軟に発想することが重要だと思っています。例えば、調理がうまくできないことが、イライラして怒りっぽい・不安といったＢＰＳＤの背景要因となっているかもしれません。

今回は、現場で活用しやすい観察式の評価票を中心に紹介していますが、数値化すればＯＫではなく、それをもとに考えたり、チームで話し合ったりすることがより重要であり、そして、なによりもまず、対象のその人はどのように思っているか、感じているかを、本人に直接聞いてみることが大切です。ＢＰＳＤ-ＮＱ57は早期対応のきっかけになりますが、適切な対応には「本人の声に耳を傾けること」が必須です。また、ＢＰＳＤ＋Ｑはすでに出現しているＢＰＳＤの重症度を評価しますので、その評価結果からケアを考えるのは「遅きに失する」ともいえます。そのため、ＢＰＳＤ-ＮＱ57でＢＰＳＤを予防するケアを行いながら、ＢＰＳＤ＋Ｑの点数が上がらないようにすることが理想です。

様々な視点で考え、柔軟な発想が功を奏した具体例を紹介します。施設に入所している男性で、自室内の洗面台に排尿してしまう人がいました。こうしたとき、トイレまでの経路に「トイレはこちら⇨」と紙を貼ったり、生活リズムを見て適宜声かけをするなどが、よくあるパターンだと思います。でも、それではうまくいきませんでした。最終的に、その人の場合はどのような対応でうまくいったかといいますと、洗面台の前にある鏡のちょうど目線の高さに、神社にあるような鳥居マークのシールを張りました。そうしたら、ピタッと止まったそうです。実はこの人、排便はトイレでしていました。そこで、白い洗面台を男性用の小便器に誤認識しているのではないかと考え、「それは違いますよ」ということを鳥居マークで伝えたことで、間違えなくなったわけです。本人からしてみたら、「トイレはこちら⇨」と書いてあっても部屋の中にトイレ（洗面台の誤認）があるわけですから、そこでしますよね。少し極端な例ではありますが、このように現状をいろいろな視点で見て柔軟に発想することで、本人や周りが困っていることを解決できる可能性が出てきます。諦めないで、トライ＆トライ、そしてサクセスをめざしましょう。

## 介護者も幸せに

前項では、認知症は生活の障害を伴うため周囲の支援が必要という、生活障害の視点を解説しました。その支援に携わっているのが介護職なわけですが、多彩な症状を見せる認知症の人に日々対応していく中で、いろいろと試行錯誤してもうまくいかないこともありますし、そこに業務の多忙さによるストレスも加わってくるなど、大変なことはたくさんあると思います。家族介護者であれば、毎日続く介護への疲れ、先行きの不安もあることでしょう。そして、不同意メッセージへの対応など本人への関わり方が症状の変動に大きく影響しますので、介護者側の気持ちも安定している必要があります。そのためにも、介護者自身が自分を大事にし、困難な中でも必ずある幸せに気づいていくことが大切だと思います（**図3-7**）。

「介護を継続する」という高い目標をもつ一方で、日常の中の小さな目標の達成も常に大事にし、頑張っている自分をほめるようにする。介護者も幸せであるべきだと思っています。そし

困難なことはたくさんある

＊脳病変により直接的に生じやすいアルツハイマー型認知症の繰り返し質問やレビー小体型認知症の幻覚などのBPSDへの対応‥‥

＊業務や人間関係などのストレス‥‥

＊情動的共感能力が高い人（情に厚い人）ほどバーンアウトしやすい‥‥

＊家族介護者においては、先の見えない介護、毎日続く介護、自分の健康の心配、ほか‥‥

↓

困難な中でも必ずある幸せに気づこう

支える側も支えられるべき
認知症は生活の障害であり、周囲の支援が必要で影響を大きく受ける
そのため、支える側も安定する必要がある

図3-7　介護者も幸せに

て、それが結果として、認知症の本人にもよい影響を与えると思っています。皆、大切な人なのです。

　そこで、介護者にもその日にあったよいことを大切にしてほしい、自分をほめて大切にしてほしいという思いで、ポジティブ心理学の「Three Good Things」という技法をもとに、「ポジティブ日記」を作りました（**図3-8**）。その日にあった〝三つのよいこと〟を思い出して、それがなぜ起こったのかという理由を考えて、〝自分をほめる〟ように書く日記です。なるべく寝る前に書いて、一日の最後をポジティブに終

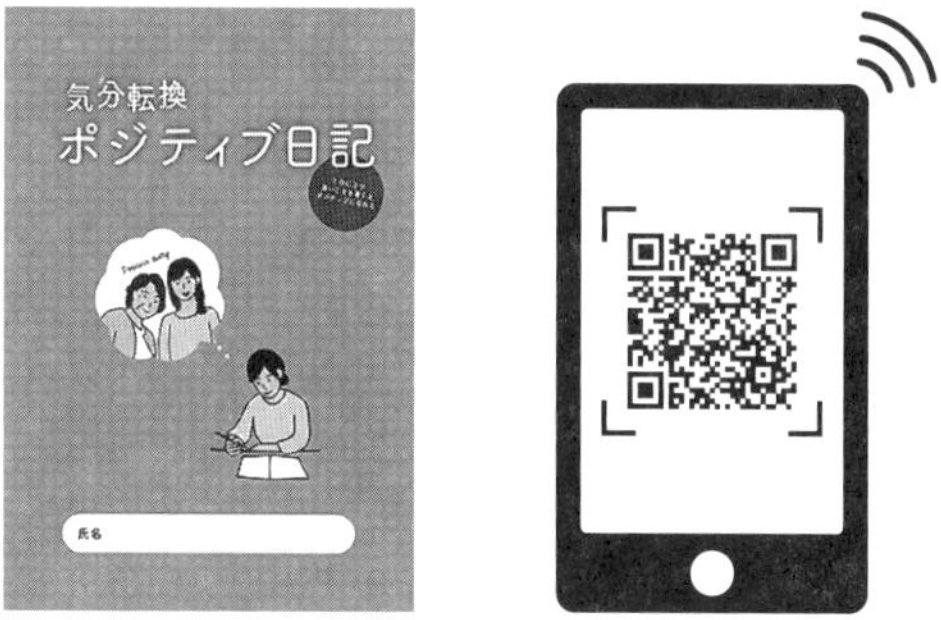


**図3-8　ポジティブ日記**
藤生大我研究室（https://taigafuju.wixsite.com/positive-lab/positivediary）より無料でダウンロードできる。

えるようにします。

この日記の効果ですが、認知症の人の介護をしている家族に、寝る前に4週間にわたって書いてもらったところ、10名の対象ではありますが、介護負担感が減って、本人のBPSDの重症度点も減ったという結果が得られました（**図3-9**）[*8]。なお、ここで紹介したのは家族介護者についてですが、「介護職でも使用してよいか？」との声もあったことから、介護職向けについても検討を開始しているところです。

「えっ？ 本当に効果があるの？」と思う読者もいるかもしれませんので、最後に、実際にポジティブ日記をつけてみた介護者Aさんの声を紹介したいと思います。Aさんは認知症の実母を介護している娘さんです。二人暮らしで、絶えず見守りの必要があるため、ずっと一緒にいなければならないという状況です。母

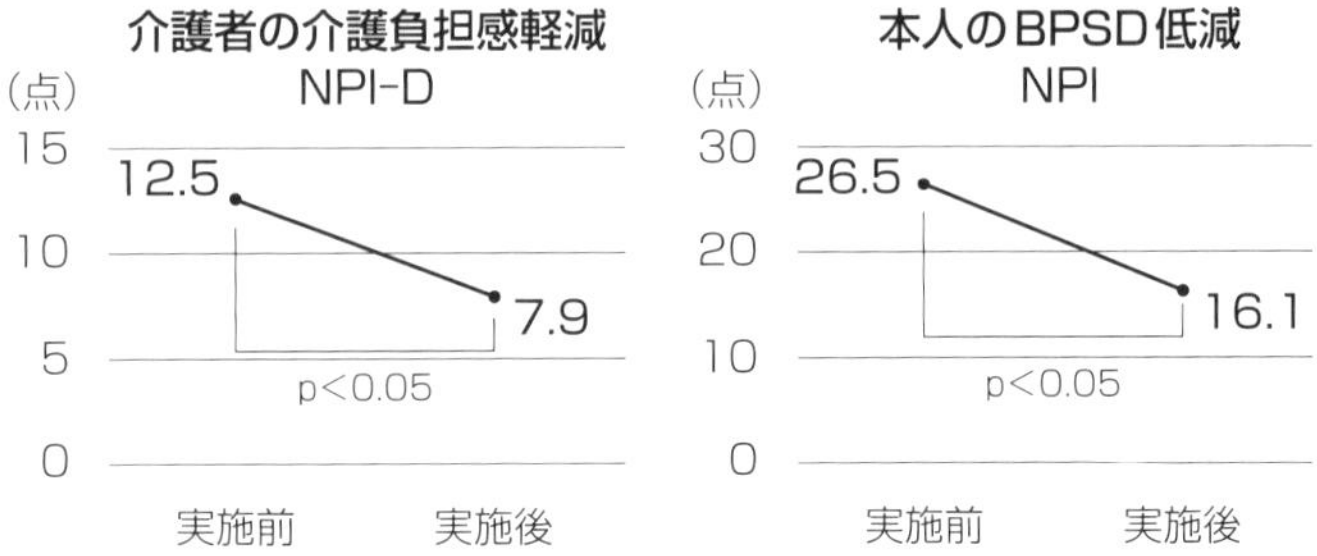


図3-9　ポジティブ日記の効果
認知症の人の家族介護者10名がポジティブ日記を4週間実施したところ、介護負担感（特にうつ）とBPSD（特に妄想）が減った。

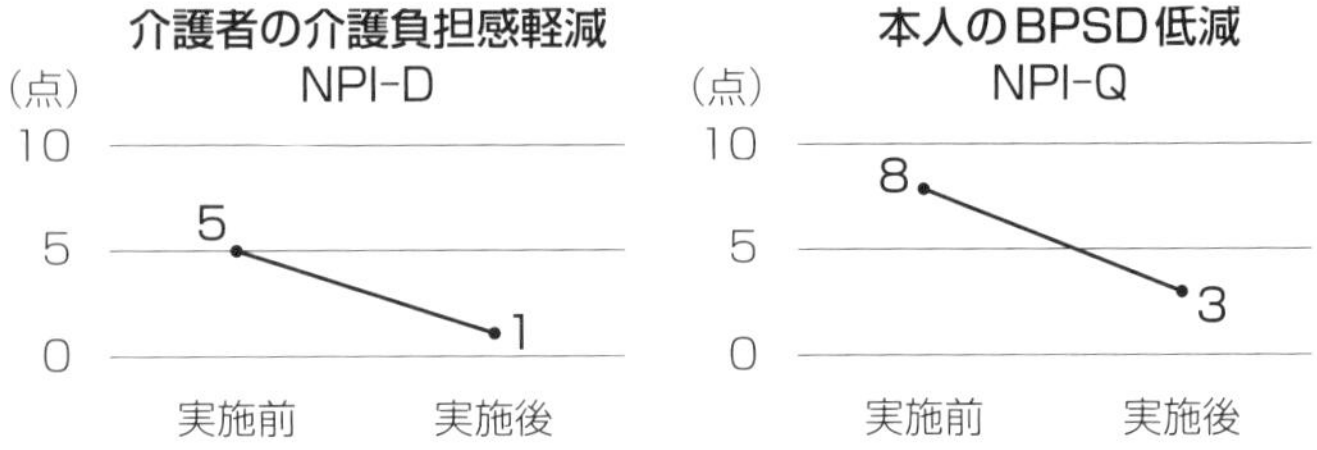


図3-10　Aさんのポジティブ日記の効果
介護負担感が減り、介護者の気持ちの安定につながることも、BPSD予防の一つの方法といえる。

親からは強い口調や乱暴があったり、何度も同じ話を聞かされるとのことでした。ほかにも問題点や解決すべきところはあったと思いますが、Aさんの相談を受け、ポジティブ日記を4週間つけてもらったところ、介護負担感やBPSDが顕著に低減する結果が出ました（図3-10）。

Aさんにポジティブ日記の体験談を聞いてみると、「一日を前向きに振り返って終えると翌日のストレスの持ち越しが減った」とのことでした。具体的には、「昼間はよくても夜中にウロウロし始めたり、帰宅願望が出て対応に困ったりすると、そうした嫌なこと、大変だったことが印象に残ってしまい、翌日に母親がけろりとしているのを見ると、なにくそ！と思ってイライラしていたが、そういうストレスが軽くなった」そうです。また、話を聞いていく中でわかったことがあります。母親から乱暴があったというのも、繰り返し昔の話をされることが積み重なっていって、我慢の閾値を超えてAさんが反論したときに、取っ組み合いになったとのことでした。やはり、第1章で解説があったように、つい怒ってしまうという「きっかけ」を減らす、BPSDの誘因を低減できたことが結果につながったものと思います。こうした「介護者の気持ちが安定している」ということも、BPSDを予防する方法の一つと考えています。

この事例は介護負担感を評価するNPI-Dを実施したのですが、図のように点数で示してあると、「あ、下がったんだな」と変化の度合いがわかりやすいですし、そこに当事者から聞くことのできた質的な情報が加わると、関係するスタッフにもより説得力をもって説明することができます。これまで解説してきましたように、変化を確認したいときには評価票の活用が有用です。

## おわりに

この章では、ＢＰＳＤの定量的評価尺度である「ＢＰＳＤ＋Ｑ」と、ＢＰＳＤに早期に気づき予防するための質問票である「ＢＰＳＤ-ＮＱ57」、そして、家族介護者の負担感軽減に役立つ「ポジティブ日記」について、それぞれ具体例を通して紹介してきました。これらを開発するための調査の実施にあたっては、医療・介護現場の方々、認知症の本人、介護者の方々にご意見やご協力をいただきました。ご協力いただきました皆様には、この場をお借りして厚く御礼申し上げます。

また、調査（研究）の実施、評価票の開発は、日本医療研究開発機構（ＡＭＥＤ）の認知症研究開発事業（課題番号：JP19dk0207033）、ポジティブ日記はＪＳＰＳ科研費 JP18K12990 の支援のもと実施しました。

＊1　内藤典子ほか「BPSDの新規評価尺度―認知症困りごと質問票BPSD＋Qの開発と信頼性・妥当性の検討―」認知症ケア研究誌 2：133-145 (2018)

＊2　藤生大我ほか「介護施設における介護保険主治医意見書に基づいた〈認知症困りごと質問票（BPSD＋Q）〉の有用性―NPI-Q・NPI-NHとの比較―」老年精神医学雑誌 31 (4)：389-402 (2020)

＊3　Fuju T, et al：Development and Evaluation of the Behavioral and Psychological Symptoms of Dementia Questionnaire 13-Item Version (BPSD13Q). Dement Geriatr Cogn Dis Extra 11 (3)：222-226 (2021)

＊4　厚生労働省「科学的介護」(https://www.mhlw.go.jp/stf/shingi2/0000198094_00037.html) [cited 2021.04.04]

＊5　藤生大我ほか「BPSD予防をめざした〈BPSD気づき質問票57項目版（BPSD-NQ57）〉の開発」認知症ケア研究誌 3：24-37 (2019)

＊6　藤生大我「認知症の生活機能障害に対するリハビリテーション」地域ケアリング 20 (6)：25-31 (2018)

＊7　田平隆行ほか「地域在住認知症患者に対する生活行為工程分析表（PADA-D）の開発」老年精神医学雑誌 30 (8)：923-931 (2019)

＊8　藤生大我ほか「認知症家族介護者がポジティブ日記をつけることの効果」日本認知症ケア学会誌 16 (4)：779-790 (2018)

# 第4章

# 現場での実践に向けて

山口 晴保＋伊東 美緒＋藤生 大我

ここまで、認知症の行動・心理症状（ＢＰＳＤ）の予兆に気づき、予防していくために、どのような視点が大切なのかについて見てきました。第１章では、ＢＰＳＤについて、日本で通常説明されてきた考え方は、国際老年精神医学会（ＩＰＡ）の定義や説明とは少し外れているという話から、症状としてのＢＰＳＤのとらえ方（視点が重要）、発症の要因までを解説しました。第２章では、強制が増えてしまいがちな日常業務の中で、「不同意メッセージ」をキーワードに、ケアのやり方を振り返っていく方法を紹介してきました。第３章では、なんとなく見えているものをきちんと数値化して変化を追うという評価票の重要性について説明しました。評価票は慣れるまで少し大変な部分もありますが、介入の効果を数値で見ることで介護者のモチベーションアップにもつながりますので、非常に有用なツールといえます。

本章では、質疑応答を通して、ＢＰＳＤへの対応についてさらに理解を深めていくことができればと思います。

## 質疑応答

山口　質疑に入る前に、少し補足させてください。私はＢＰＳＤは二次的には起こらないと言っているわけではなくて、当然、二次的に起こるものもありますが、ＩＰＡの定義では「様々な要因で生じる」とシンプルに書いてありますよということです。そして、日本でよくあるような、「中核症状があって、そこに性格や環境・心理状態といった要因が加わって、ＢＰＳＤが（二次的に）起こる」という図をインターネットで探しても、英語によるものは見つかりませんでした。環境要因とかケアの要因でＢＰＳＤが起こるという図は、日本特有の図だと、海外の図を検索してわかりました。
なんでそういうことが起こったのかというと、これまで「周辺症状」と言っていたものを単純に「ＢＰＳＤ」という単語に置き換えただけだからと推測しています。つまり、ＢＰＳＤというのは、心理面とか行動面、精神面から見た症状をいうんですよというＩＰＡのシンプルな考え方がもとなのですが、それを重要視しないで、日本では周辺症状をＢＰＳＤに置き換えるという単純な作業をやったために、周辺症状の考え方（７

ページを参照）を引きずっていると思います。

実際、二次的に起こるＢＰＳＤも確かに多いんですが、基本は、遺伝子をも含めたいろいろな要因でＢＰＳＤが起こるという単純な図式がＩＰＡの考え方です。

それで、私から会場の皆さんに質問なんですが、今日のプレゼンを聞いて、ＢＰＳＤの考え方が変わったっていう方、手を挙げていただけます？　はい、ありがとうございます。たくさんいますね。とても嬉しいです。

《質問1》現場の医療職や介護職によって、ＢＰＳＤが強くなったときのとらえ方や対応方法に差があると感じています。考え方の異なる専門職同士がうまく連携していくには、どうしたらいいでしょうか？

山口　とても大きな問題だと思います。そういう大きな問題があるからこそ、まずは現在のＢＰＳＤの状態を丁寧に切り分けていく必要があります。例えば、ＢＰＳＤ＋Ｑで評価をすると、どんなタイプのＢＰＳＤなのか、例えば過活動なのか低活動なのかといったことがわかりますし、どんな問題点があるのかも浮き彫りになります。それに対して、本人は何を思っているのかを推測しながら、介護者側はどんなふうにアプローチをしていくのか、医療者側はどんなアプローチを考えているのか、それぞれの意見をもとにディスカッションをしていく。このとき本人の声に耳を傾けることも大切です。

例えば、ある動作ができなくなったときに、ケア職はどちらかというと「どうやって支援しようか」って能力を補うアプローチを考えるんですが、リハ職は「どうやったらそれが自分でできるようになるだろうか」っていう能力を引き出すアプローチを考えます。方向は逆ですが、どちらも正しいです。だからこそ、チームで議論をして、可能性を探りながらプランを立てて、じゃあ今後、例えば2週間はこの線でやっていこう、それで2週間経ったらもう一度評価すると決める。結果、よくなっていればオッケーですよね。でも逆に、点数が下がらなかったり、悪化していたら、その作戦は合わなかったということなので、じゃあ違う作戦でいこうよと話し合う。そうやって計画を立てて(Plan)、実行して(Do)、評価をして(Check)、改善して(Act)っていう、ＰＤＣＡサイクルをちゃんと回すようなことが大切だと思っています。

たぶん正解はなくて、試行錯誤の中から正解を導いていく。まあ大変な作業なんですが。要するに、「こっちがいいよね」「いや、こっちがいいよね」って言い合うだけじゃなくて、きちんとしたアセスメントに基づいて作戦を立てていくことが大切だと思っています。

スウェーデンで開発された認知症ケアプログラムＤＥＭＢＡＳＥ《デムベース》（DEMentia Behavir Analytics & Support Enhancement）の日本語版（東京都医学総合研究所の西田淳志先生のグループが開発）を東京都が導入しています。ウェブにつないだパソコンを使い、ＮＰＩの項目をすべてＤＥＭＢＡＳＥに入力していきます。こうして、ＮＰＩ全項目の評価ができる。そのほかに体調や薬剤なども入力します。その評価をもとに、アドミニストレーターと一緒に、どういうケアをやろうかって作戦会議をやります。それで、立てた作戦でケアを実施する。そして、１カ月後にまた評価をして作戦会議をするということをやっていくと、いい効果が出るということで、東京都は補助金を出して都内に広めています。ＤＥＭＢＡＳＥは、２０２１年４月から全国展開することを厚生労働省が推進しています。

伊東　医療職と介護職では、対応が難しい、薬に頼らざるを得ないような行動があったときに、やっぱりスタートポイントが違ってきます。私も看護師として、そういう対応困難事例があったときに、「この人、認知症のタイプ、何?」とかから入ってしまうんですけれども、介護スタッフは、その前にやっぱり生活から入っていくっていうところがあります。あと、医療職の発言って、強くなりがちなんですね。だんだん議論が難しくなっていくと、専門用語を連発して煙に巻く作戦みたいなのが、ときどき見受けられるんですけれども(笑)、そうすると介護職って太刀打ちできなくなってしまいます。けれども、よく考えてみたら、そもそもBPSDが悪化したときに一番初めに選択する方法は、非薬物療法なはずなんですね。だからこそ、まずはいろいろな取り組みをしていくことが大事であって、なおかつ、それを見えるかたちで評価していく。

例えば、「ケアの力で何とかします」って言ったとき、具体的に何をやるのかをきちんと関係者全員で話し合う。それを1週間頑張ったときに、いろいろな評価スケールがありますけれども、そういったものをつけてみたときに、どのような変化が見られるのかを確認する。点数が下がらなかったら、生活のケアの中で支えていく方法もいくつもありますから、今度は関わり方をこんなふうに変えますっていう感じで、出てきた結果に照らして対応をどんどん変えていかなきゃいけないんですね。それでも悪化する一方だということであれば、「やっぱり薬で調整してもらう必要もありますかね」っていう選択肢に双方が納得しやすくなるんじゃないかと思うんです。

最初の段階からすぐに「薬か薬じゃないか」っていう二択にするから難しいのであって、まずは非薬物療法が優先と考えて、まだ緊急を要する状況でなければ、ケアの関わり方の工夫にトライしてみる。それで評価して、状況が変わらないんだったら、やっぱり薬剤も考えなきゃいけないよねっていう検討の仕方がいいんじゃないかなと思いました。

《質問2》「どうしても薬は飲みたくない」と言う人に服薬してもらうためには、どうしたらいいでしょうか？

伊東　私たちケア専門職は、例えば、おむつを替えるためにベッドサイドに行ったとき、すぐに「おむつ替えます」と伝えます。そして、「ます」のときにはもう布団をめくっていたりするんですね。行ったらすぐに用件を言ってしまう。「我々、仕事に来ました！」っていうことをまず言ってしまいがちで、しかも、相手が話の中身を理解する前に布団をめくるなどの行為を始めてしまいます。そうすると、相手は「また何かやられる！」って思いますから、すべてを拒否するようになってしまいます。

だから、服薬についても、まず初めは挨拶をして、普通の話をして、「今日も元気でよかったです。楽しいですねー」みたいな感じで言葉を交わし、そのあとで「そういえば、ついでなんですけど、お薬、飲みます？」って、本当についでのように聞くのがいいんじゃないかと思います。そうすると、「ああ、じゃあ、ついでなら飲んどくか」といった感じで拒否が減ることも多いです。実はこれ、すごく重要な方法で、ユマニチュード®という技法の中の技術の一つでもあります。

私はあなたに会いに来ました、話をしに来ました――ということを強調し、おむつ交換や服薬介助などの本来の業務は〝ついで〟にしてしまうわけです。自分に会いに来てくれた人、話をしに来てくれた人と認識してもらえると、用件を受け入れてもらいやすくなります。一方で、ケアに対して拒否的な態度が見受けられる場合には、仕事としておむつ交換に来ました、薬を持ってきましたというのが強調されている可能性がありますので、私たちの関わり方を振り返る機会になるのではないかと思います。

《質問3》不同意メッセージについて専門職ではなく介護家族に伝えるとき、どのように説明するのがいいでしょうか？

伊東　不同意メッセージの考え方ですが、今の段階では、専門職向けにまとめてきたものしかないんですね。今後は家族に対しても伝えられるような資料を整えていかなきゃいけないということで、ちょうど今、家族向けの教材を作る予定で進めています。研究が終わったら、成果を無料で自由にダウンロードできるようにして、特に地域包括支援センターとか、過疎地域で家族向けセミナーをなかなか企画できないっていう場合に利用してもらったり、自分たちで研修ができるような教材も作っていきたいと思っています。
ですから、不同意メッセージの考え方を家族に伝える際に使ってもらえるようなものはまだないのですが、関わっている家族に、「こういう落ち着きのなさが出てきたときには、しつこい声かけをやめるとか、本人が手放したくないものは持っていてもらうとか、本人の希望に合わせる方法が有効ですよ」っていうことを伝えるのは、大事なことかなと思います。

専門職向けの教材については、「認知症介護情報ネットワーク（DCnet）」の「不同意メッセージについての教育教材」（https://www.dcnet.gr.jp/support/bpsd/material/8_disagreement.php）のページからダウンロードできますので、参考にしていただければと思います。

《質問４》認知症が進行してもう発語もない人が、内服時に嫌な顔をしたり眉間にしわを寄せたりするので、薬を減らすよう医師に依頼しても、開業医や専門医が出している薬だから勝手に調整できないなどの理由で受け入れてもらえないことが多いのですが、どのように働きかけていったらいいでしょうか？

伊東　これは日本全国、多くの方が抱えている問題だと思いますけれども。

山口　海外では、ナーシングホーム（特養に相当）の医師になるには研修を受ける必要がある国があります。しかし、日本では、バリバリの医療を担ってきた医師が、リタイア後に研修なしで介護施設の嘱託医などになるケースが多々あります。開業医も特別な研修を受けていません。まず背景として、このようにしてエビデンス重視の医療が介護現場にも持ち込まれているという点が一つあります。

それともう一点、ドネペジルなどのアルツハイマー型認知症治療薬を必須と考える医師が多いことが挙げられます。現在のアルツハイマー型認知症治療薬は根本的治療薬（病気を治す薬）ではなく、効果は限定的です。ですから、高齢者では副反応に注意しながら慎重に使うべきです。そのためには現場の声に耳を傾けることが必要です。そのような医師が増えることを願っています。しかし、現実は、エビデンスに基づいた製薬メーカーの示す用法・用量通りの処方を超高齢者にも適用しようとする医師が多いです。

アメリカの慢性期医療学会は、高齢者にはコレステロールを下げるような薬はいらない、予防薬はいらないという考え方です。先が短いんだから予防する必要はないと。例えば、90歳代でアルツハイマー病が進んでいる人だったら、糖尿病だからとタイトな食事制限をする必要もないですよね。でも医療職は、一生懸命カロリー制限をします。「HbA1cが7で高いから」とか言って。でも、日本糖尿病学会が、高齢者は8未満でよい、糖尿病の薬剤を内服していて低血糖のリスクがあれば7・5～8・5でコントロールするようにという緩い基準を出しました。高血糖よりもむしろ低血糖のほうが認知症を進行させるリスクがあります。ここでもＱＯＬを考慮した緩和医療が望まれます。

やっぱり、その人の生命予後や年齢、進行状態を考えて、緩和医療をやっていく方向に少しずつなっていると思うんですが、緩和医療を理解している医師に嘱託医になってもらうのが一番いいだろう思っています。

話は飛びますが、認知症グループホームの入居者で、４００例ぐらいのデータを２０１８年度の厚生労働省の老健事業で調査したのですが、薬剤、平均何剤ぐらい飲んでいると思います？　中央値は5～6剤でした。それで、11剤以上という人が1割いました。かなりポリファーマシー（多剤服用）です。少しずつでも、そういう状態にきちんと対応していく必要があるだろうと思っています。

そもそも、認知症の人に、絶対内服しなければならない認知症薬なんてあるのでしょうか？　皆さんは、本人が「薬いらない」「飲みたくない」と言ったとき、どんなふうに対処します？　やっぱり、これは業務だからなんとか飲んでもらおうって思います？

こんなふうに聞くと手を挙げにくいかもしれないけど、そうする方は多いだろうと思います。でも、もし、認知症でない人が「この薬いらない」って言ったらどうします？無理やり飲ませないと思うんです。つまり、認知症になっていることによって、一生懸命親切に、医師の指示通りに内服させようとする。介護職って頑張ってくれるんです。でも、本人にとっては、いい迷惑な話かもしれない。

言葉には出せないけども、「いらない」って主張する（態度で示す）裏には、この薬を飲むとお腹が痛くなるとか、体がだるくなるとか、いろいろなことがあるのかもしれません。そういうときには、まず医師に、「本人がこの薬を拒否しています」と、きちんと伝えるべきだと思います。「先生、無理にでも飲ませなければならない薬ですか？」と、ぜひ聞いてもらいたい。

《質問5》医療的なデータを重視する現場で、看取りを考えて点滴の量を調整したり栄養の取り方を工夫するといったところになかなかつながりませんが、どうしたらいいでしょうか?

伊東　先ほどの質問で医師を選ぶのが大事という話が出ましたが、確かに、日本の有料老人ホームとかサービス付き高齢者住宅のうち、看取りケアまで頑張っているようなところ、施設長さんたちが「いい最期になるよう見送りたい」って言うところでは、医師を選んでいるんですね。だから、そうした方針に理解が得られない場合は辞めてもらって、看取りケアができる医師を呼んできましたっていう施設は、実際にあります。けれども、特別養護老人ホームとか老健とかになってくると、医師はなかなか選べないんですね。

ただ、選べない中でも、工夫することはできますよね。一つ、今まで関わった中から紹介すると、肺炎で治療しなきゃいけないっていうことで点滴が多く入っていたんですね。そうすると、すごいむくんでくる。人生の最期で、電解質バランスが崩れているからある程度はむくむものですが、代謝しきれない量がどんどん入れられることにより通常のむくみではない状態になります。そうなったときに、職員さんたちが、いかにしつこいぐらいに医師に伝えていくかが重要になります。「これだけむくんでるんです、痰がらみもすごく多いんです。だから、せめてちょっと量を減らして様子を見ていただけませんか？」って、しつこいぐらいに言っていく。そうすると、医師としても「うるさいな」と思えば、若干減らしてくれる。減らしてくれたら、「先生のおかげで、むくみ減りました！　痰がらみ減りました！」みたいな感じで、きちんと返していくようにする。なんでこんなに気を遣わなくちゃいけないのかって思うときもあるんですけれども(笑)。ただ、年配のドクターの中には、やっぱりそういうふうに伝えていかないとなかなか変えてもらえないところがありまして、そこの〝技術〟として、割り切ってやっていくというのが一つあるのかなと思います。

それともう一つは、胃ろうを勧められたときに家族が、医師のところに日本老年医学会の声明文を持っていったことがあります。日本老年医学会で、人生の最期に栄養を人工的にとるのは必ずしも必要ではないということを声明で示しています。それを持っていって、「学会がこうやって発表しているのに、なぜあなたはそこまで強く勧めるのか」っていうことを家族が言って、それで結局、胃ろうをつけないで自宅に戻ったっていうようなケースもあります。

日本呼吸器学会も、もう全身状態がよくならないのであれば、QOLを重視して肺炎を治療しないという選択肢もあり得るという声明を出しているんですね。だから、そういったことをもっと私たちが知って、それを医師に「ご存じですか？」みたいな感じで紹介していく。それで、調整をしてくれたら、「先生のおかげで」って言って、もう大げさなぐらい、いい気分になってもらって（笑）、ほかの患者さんにも適用してもらうっていう流れを、今はつくっていく必要があるのかなと思います。

今は過渡期で、そういったいろいろな団体が動いているところですので、知らない医師もいるんですね。だから、そこに対して私たちは、「先生が変えてくれない」ってただ言うんじゃなくって、私たちのほうから一生懸命アピールしていくっていうことも大事な役割だと思っていただければいいかなと思います。

山口　終末期医療での医師選びにふれます。認知症の終末期医療に携わる宮本礼子医師の体験談です。オーストラリアの施設に行って、終末期に積極的な医療を行わない理由を質問したところ、全施設を統括する医師は、「終末期の入所者には点滴も胃ろうもしない。この考えに賛同する医師しか採用しない。患者が食べたいかどうかは、患者を見ていたらわかる。食べないことも患者の権利」と話していたとのこと。[*1] 進んでいるなと思ったんですが、日本では、病気を治すのが自分の使命だと思っている医師が多いですね。ですから、介護施設の嘱託医選びが大切です。

ちなみに、皆さんはアルツハイマー病が死因になると思っていますか？ 思っているという方、ちょっと手を挙げてみてください。あ、結構多いですね。ただ、いろいろな機会に尋ねてみると、死因になると思っていない人が圧倒的に多いんです。そうすると、アルツハイマー病では死なないから、一生懸命、病気を治そうとするし、糖尿病があればしっかり血糖のコントロールをしようとします。しかし、アルツハイマー病と診断されたら、例えばフランスのデータだと、10年後に女性の8割、男性の9割は亡くなっています。終末期には嚥下障害が生じるので、PEGを入れても、胃からの逆流や唾液を飲み込めないことによる誤嚥性肺炎で亡くなります。

認知症が死因となっていずれ亡くなるという認識の中で、じゃあ、この人の残された人生をどうやって楽しく、また満足して生活してもらうかという視点での医療が必要になるわけです。アルツハイマー型認知症が進行したら、病気の治療よりもＱＯＬ向上が大切ではないかと私は考えます。ただ、これは文化の問題なので、急な変革は無理だと思いますが、今後、少しずつ変わっていくことを期待しています。

《質問６》ＢＰＳＤ＋Ｑが主治医との情報共有に役立つとの話がありましたが、そこからさらに主治医と良好な関係を築いていくためには、どのようなことを心がけていったらいいでしょうか？

伊東　ＢＰＳＤ＋Ｑは主治医意見書の「認知症の周辺症状」に反映できるようになっているので、「先生、これ、主治医の意見書に使えますよ」と伝えていただくと、医師としても負担が減りますから、よりよい関係を築いていくことにつながるのではないかと思うんですね。そうすると、「ちょっとこの薬剤、減らせませんでしょうか？」といった交渉もしやすくなるかもしれませんので、ぜひぜひ活用していただければと思います。

藤生　伊東先生のおっしゃるように、主治医意見書の記入に役立つこと（記入の負担軽減）を切り口に、コミュニケーションをとっていくことはよいと思います。また、医師に服薬調整の相談をするときにも、口頭で説明するよりも評価票で数値化して端的に伝えると相談がしやすいという意見も聞いています。私も現場にいたときに医師に相談する際には、評価票などを用いた客観的な情報を根拠に相談すると、スムーズであった記憶があります。そのようなコミュニケーションの積み重ねで、医療について勉強していることが医師に伝わり（医師の視点を理解する努力をしているアピール）、信頼を得ることで、医師と良好な関係を築くことができたこともありました。

　このように、相手の視点を考える努力をして対応することの大切さは認知症から学びましたし、それ以外にも多くのことを認知症から学ばせてもらっています。本日のプレゼン内容が、少しでも皆さんの参考になれば幸いです。

山口　医師がBPSD＋Qの評価結果を提示されて、「前回処方していただいた薬は効いていないようです」と相談されると、きっと薬を再検討すると思います。医師は「客観的な観察に基づいて医療を行う」というトレーニングを受けているからです。医師には「自分は名医だ」と思っている人が多いので、客観的な事実として効いていないことが示されないと、「自分の治療は効くはずだ」と思い込んでいることが多いのです。ですから、客観的な事実を提示することが医師との相談（交渉）では役立ちます。

ガイドラインの話がいくつか出ましたが、日本老年医学会が終末期の看取りに関して「経管栄養などをしないという選択肢もある」ということ、それから日本糖尿病学会が「認知症などがあったら緩い基準でよい」という考え方を出していますので、それらのガイドラインを主治医に見せるというのも一つの方法です。それから、日本呼吸器学会は、「もう先の短い終末期の場合は肺炎の治療をしないという選択肢もある」ということをガイドラインで示しています。そういった資料を日頃から準備しておいて、医師とコミュニケーションを図るということを、ぜひテイクホームメッセージにしていただけたらと思います。

一同　この自主企画にご参加いただいた方々、ご質問いただいた方々に深く感謝申し上げます。本当にありがとうございました。

＊1　宮本礼子「認知症の終末期医療―我が国と欧米豪の比較―」認知症ケア研究誌 3：13-23（2019）

## 著者紹介


**山口晴保**《やまぐちはるやす》（認知症介護研究・研修東京センター センター長、群馬大学名誉教授／医師）

1976年に群馬大学医学部を卒業後、同大学院にて神経病理学を学ぶ。神経内科医として臨床・研究に従事したのち、リハビリテーション専門医となった。現在は、認知症専門医として、認知症の実践医療、脳活性化リハビリテーション、ポジティブ心理学を取り入れた認知症のポジティブケア、メタ認知・病識の研究やBPSDの正しい理解の普及に取り組んでいる。

**伊東美緒**《いとうみお》（群馬大学大学院保健学研究科・老年看護 准教授／看護師・保健師）

1995年に千葉大学看護学部を卒業後、急性期病院、訪問看護の経験を経て、千葉大学大学院博士前期課程、東京医科歯科大学大学院博士後期課程を修了。東京都健康長寿医療センター研究所で20年間、病院・施設・地域における観察調査を行い、BPSDを回避するための認知症ケアのあり方について研究を行ってきた。2019年より現職となり、BPSDを回避するケアの研究を継続している。

**藤生大我**《ふじゅうたいが》（医療法人大誠会 介護老人保健施設 大誠苑／理学療法士）

祖父母が認知症となり中学生の頃から認知症ケアに関わり始める。2014年に高崎健康福祉大学を卒業後、理学療法士として臨床に従事しながら、認知症の人と家族の会などの地域活動へ参加。また、群馬大学大学院にて「ポジティブ日記」を考案し、研究を実施。2017年から認知症介護研究・研修東京センターで認知症ケア研究に従事し（現在は客員研究員）、2021年4月より現所属にて臨床に復帰した。


---


**認知症ケアの達人をめざす**
予兆に気づきBPSDを予防して効果を見える化しよう

ISBN 978-4-7639-6039-9
2021年 6 月 10 日 初版 第1刷 発行 Ⓒ
2023年 2 月 28 日 初版 第2刷 発行
定価はカバーに表示

著　者　山口 晴保＋伊東 美緒＋藤生 大我
発行者　中村 三夫
発行所　株式会社協同医書出版社
〒113-0033 東京都文京区本郷 3-21-10 浅沼第2ビル4階
phone：03-3818-2361／fax：03-3818-2368
URL：http://www.kyodo-isho.co.jp/
郵便振替 00160-1-148631
印　刷　横山印刷株式会社
製　本　大口製本印刷株式会社


---